U0903161

胡国华⊙著

百岁非梦

BAISUI FEIMENG

延年益寿

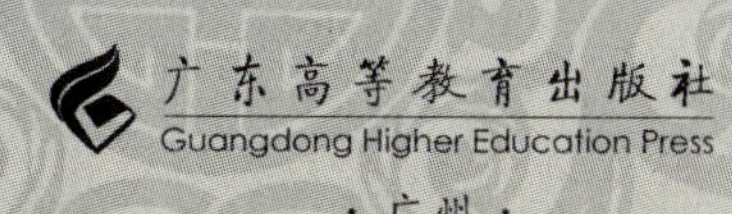

广东高等教育出版社
Guangdong Higher Education Press
·广州·

图书在版编目（CIP）数据

百岁非梦/胡国华著．—广州：广东高等教育出版社，2015.7
ISBN 978 - 7 - 5361 - 5340 - 0

Ⅰ.①百…　Ⅱ.①胡…　Ⅲ.①长寿 - 保健 - 基本知识
Ⅳ.① R161.7

中国版本图书馆 CIP 数据核字（2015）第 111870 号

广东高等教育出版社出版发行
地址：广州市天河区林和西横路
邮政编码：510500　电话：020 - 87554152　87564179
网址：www.gdgjs.com.cn
东莞市翔盈印务有限公司印刷

---

787 毫米 × 1 092 毫米　16 开　16.5 印张　230 千字
2015 年 7 月第 1 版　2015 年 7 月第 1 次印刷
定价：35.00 元

如发现印装质量问题，请与承印厂联系调换。

引 言

生物都有热爱生命的本能，作为有智慧的高等生物的人类，岂能不珍爱自己的生命？只要不失去生活的信心，人至暮年都会倍加珍视自己的晚年岁月，都会希望充分享受美好的晚年生活。丰富的阅历和多彩的生活，常会使老年人在垂暮之年，更加觉得生命的可贵。因而，老年人通常都有较强烈的延年益寿的愿望，都希望寿比南山、长命百岁。在老龄人口日益增多的情况下，如何满足老年人的这一愿望，如何使大多数老年人都能把握延年益寿之道，这也是当今世界人们普遍关心的一个问题。

自古以来，人们就一直在寻找延年益寿的“良药秘方”，希望能够“长生不老”，以至“永生不死”。秦始皇统一中国后，踌躇满志，得意非凡，只有一事耿耿于怀，他知道人的寿命有限，却希望自己能长生不老。一天，有个叫徐福的人来朝拜他，告诉他，遥远的东海之中，有3座神山，上面生长着一种“不老草”，那里的神仙都吃这种草，所以长生不老。秦始皇对“不老草”甚感兴趣，命令徐福一定要设法采回“不老草”，事成定然重赏。徐福伐昆仑山千年古木，做成一条大船，带着500童男童女，启航向方向不明的东海驶去，从此下落不明。据说徐福知道找不到“不老草”，秦始皇不会放过他，便带着500童男童女，留在了如今的日本。世上究竟有无“不老草”，对秦始皇来说，至死仍是一个谜。

由于至今仍未找到延缓生物衰老与死亡的有效方法，因而“生”

的欲望与“死”的无奈之间的矛盾，依然困扰着人类。人们既为不可抗拒的衰老而痛苦，但又不得不顺其自然。在中国历史上，秦始皇嬴政、汉高祖刘邦、北魏道武帝以及后来的唐宪宗、唐穆宗、唐敬宗、唐武宗等皇帝，都曾因恐惧衰老死亡，崇迷仙道，服用仙丹，企求靠超自然的力量，达到“长生不老”的目的。然而，结果却与他们的愿望相反，有的因中毒过深而早归黄泉，有的则双目失明，饮恨终身。他们中最突出的人物是秦始皇。秦始皇穷天下之力，仍未能找到“长生不老仙丹”和“不老草”，终究没有实现他那“长生不老”的愿望，没有逃脱自然规律对他命运的安排。

尽管人的生老病死是一条不可抗拒的自然规律，但人们世世代代依然没有放弃“健康长寿”“永葆青春”的美好愿望。进一步探索衰老死亡的原因，总结人类健康长寿的经验，摸索长寿的规律，寻求抗老延寿的方法，以延长人类的生存与劳动年限，仍是当代人普遍关注的问题。

大量国内外老人的长寿资料，令人信服地证明：人类延长寿命并非梦想，而是有规律可循的。人类寿命的延长，取决于一系列社会因素与自然因素。据估计，公元前人类的平均寿命在20岁左右，19世纪中期延长到40岁。也就是说，经过1 900多年的漫长岁月，人类平均寿命仅延长了1倍，即平均每100年只增加1岁。这种极其缓慢的增长速度，与当时社会生产力水平低下有直接关系。19世纪后期是个转折点。随着科学水平的提高和生产力的解放，人类的平均寿命迅速增长，在这100多年的时间里，人类平均寿命激增了30岁左右，达到目前70多岁的水平。有人认为，如果从衰老的本质入手，从根本上设法延缓衰老的速度，推迟衰老的到来，从而控制衰老的出现，人类将能够逾越百岁大关，长期以来人们一直追求的“长命百岁”的愿望，就有希望达到。

展望未来，科学家们预言：到2030年，人类的平均寿命将达到103岁。荷兰生物学家维吉格说：90年前，欧洲人的平均寿命是45岁，现在80岁以上的男子和90岁以上的妇女，已不算稀奇。这一事实证明，科学能够把人类从生到死的旅程延长。维吉格说，未来的人们可能活到130岁。日本早稻田大学校长、医学博士大限重信也认为，长生不老是妄想，延年益寿则是办得到的；人生只要安排好，有计划地克服老年病的侵害，都可以活到125岁以上。英国皇家医学院的克拉克教授也说，按照科学进步的速度，人类寿命超过110岁的时代即将到来。美国华盛顿的未来趋势专家格里安远预测：到2075年，人的平均寿命将增至200岁。百岁老人将被视为“壮年”，90岁的妇女怀孕，将成为普遍现象。当然，这只是一家之言。目前，长命百岁，毕竟还只是极少数人能够实现的目标。

本书作者不是研究这一问题的专家，只是在多年从事新闻工作时，接触到了这一问题，因机缘和兴趣，积累了不少资料，阅读了不少书籍，抽空进行了研究和探讨。写作时，作者想告诉读者的，并非延年益寿的秘诀，而是人类探索这一问题的历史、现状及进展。从严格意义上说，本书并非一部学术专著，而只是一本科普读物。

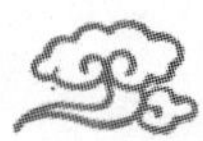

目录 MULU

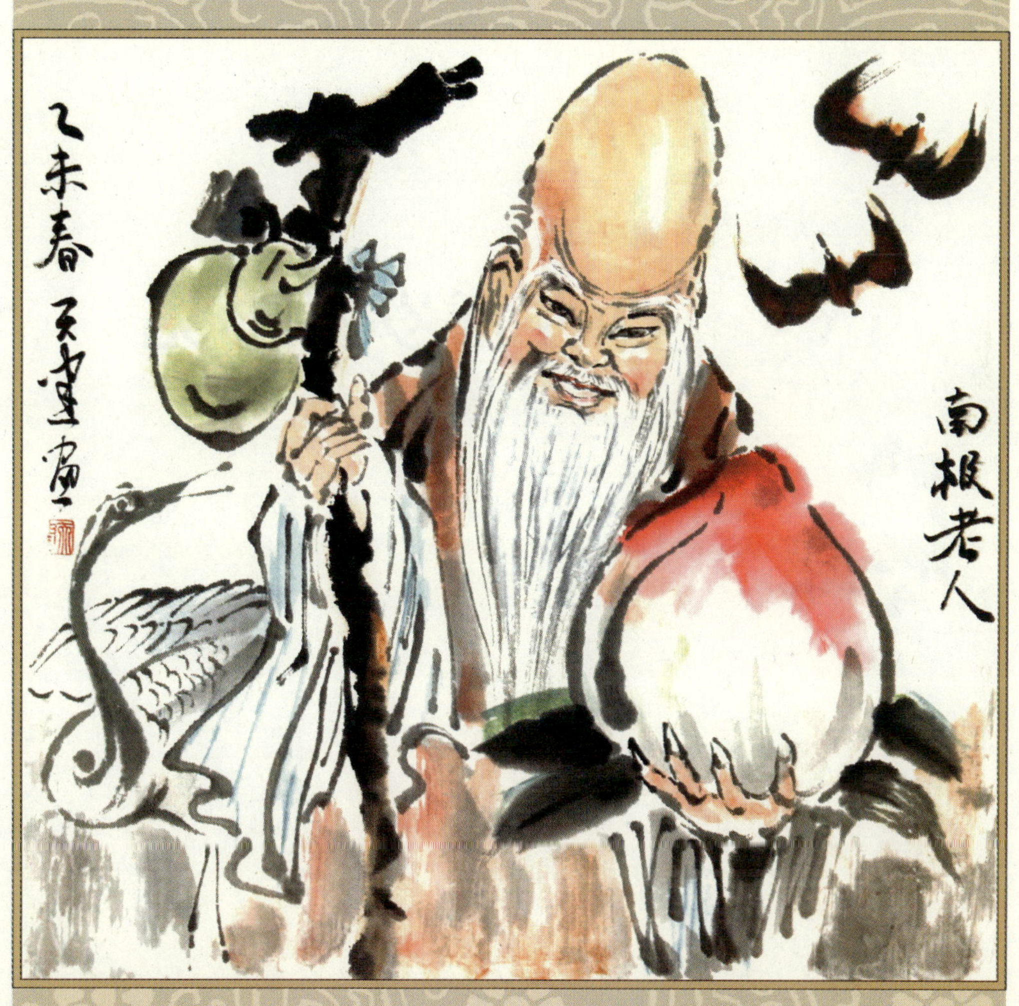

人活百岁，甚至远远超越百岁，并非梦想。

第一章

自古百岁不罕见

从古至今，中外各国的人都认为，人活到100岁，是件很不容易的事，都视百岁老人为有福之人。因而，中外各国的历史文献中，也都留下了有关百岁老人的记载。

2 000多年前，我国的医学古籍《黄帝内经·素问》中就提到，有人“尽终其天年，度百岁乃去”。这说明，我们的祖先很早就知道，人的自然寿命可以达到百岁，天年即天赋的寿命，亦即是自然寿命。现在，科学家们经过科学研究，从理论上证实，人的自然寿命远不止100岁。科学家认为，这个问题至少有3种预测方法。

一是根据生物细胞分裂的代数规律预测人的寿命。1961年，英国生物学家里弗利格尔用实验证明，人的细胞进行50次分裂后，就不能再分裂了，每代细胞平均可维持2.4年。那么推算起来，人的自然寿命应当平均为120岁。

二是按照性成熟期计算人的寿命。德国弗费兰多提出，动物的寿命，一般是性成熟期的8~10倍。人的性成熟期是14~15年。那么，人的自然寿命，就应在112~150岁之间。

三是按照生长期计算人的寿命。近年来世界上流行的巴风寿命学说认为，生长期越长的动物，寿命就越长。而自然寿命应是生长期的5~7倍。人的生长期是22~24年。这样推算，人的自然寿命应为110~168岁。

除此以外，还有生物学家认为，人如果不是因为疾病而死，那么，人的寿命最高限度可以达到170～200岁。男女均具有同等的可能性。他们认为，人衰老时细胞里的水分、肾脏过滤能力以及肺活量都降低，也就是说，人的体重会明显降低。机体功能和体重功能会降到一定界线，低于这一界线，生命就不能继续维持下去了。而这个降到临界线的过程，正常情况下至少需要100年。

总而言之，无论用哪种方法计算，理论研究的结果都表明，人类的自然寿命（也叫界限寿命和最高寿命）的理论值，应在120岁以上。当然，因受疾病、灾祸等因素的影响，绝大多数人均不可能活到自然寿命那样长。严格意义上的“寿终正寝”，几乎是不可能的。

然而，翻开人类发展的历史，便可发现，关于百岁老人的记载并不鲜见。在许多国家的书刊上，都可寻觅到它的痕迹。《圣经》上记载的许多著名人物，几乎都活到了百岁以上，有的甚至活了几百岁。人类的始祖亚当活了930岁。他130岁时还生了一个“形象和自己相像”的儿子，取名赛特。赛特活了912岁。105岁时，他生了个儿子以挪士。以挪士活到了905岁。以挪士的儿子该南活了910岁。该南的儿子玛勒列活了895岁。玛勒列的儿子雅列活了962岁。雅列的儿子以诺活了365岁，与他的诸位先祖相比，他的寿命是不算长的。

《圣经》的记载带有浓厚的神话色彩，自然不能作为确切的史料来看。但神话毕竟有现实的影子，透过渲染夸张的色彩，或许可以断定，人类的先祖中，可能有活到几百岁的高寿者。

从确切的历史记载来看，迄今为止，有案可查的世界上寿命最长者，应当为英国人弗姆·卡思，他活了209岁，一生共经历了12位国王的统治。另一个英国老人托马斯·佩普，活了152岁，经历过9个国王执政时期。现在欧美名酒威士忌某个品牌的商标上，就有他的头像。在他152岁零9个月时，当时的英国国王查理一世，想见见这位难得的老人，派人从他家乡施罗普郡把他请到皇宫，让他尽情吃喝玩乐。这种生活打乱了他多年养成的习惯，搅乱了他顺应生物钟的生活规律，结果老人在一周内就死去了，否则他可能会活得更长。南美妇女卡兰珠活了203岁。日本有一个名叫万部的农民，则是东方典籍记载中鲜见的高寿者。他因全家高寿而远近闻名。1795年，应宰相的召传，他举家去东京时，他自己的年龄为194岁，其妻为173岁，其子为153岁，其孙105岁。匈牙利的维诺·罗文夫妇，创造了婚后生活150年的世界纪录。老两口一直得到116岁的大儿子的照料，终其天年。罗文活了172岁，老伴活了164岁。1852年，夫妇俩在同一天逝世。此外，巴西、俄罗斯、土耳其、缅甸，也都有150岁以上长寿者的记载。

现代，百岁“老寿星”的记载也不少。据老龄科研部门的统计，截至目前，美国百岁以上的老人有2.5万多人。一位人口统计科学家预计，到2025年，将增加到100万人的惊人数字。到2080年，将接近200万。日本目前载入全国高龄者名册的百岁以上的老人有3 172位。日本政府发给每位百岁老人以证书，并奖给每人银杯一个，以示祝贺。据匈牙利中央统计局公布，1987年，匈牙利全国年逾95岁的老人有2 500多人，其中百岁以上老人为218人。地处格鲁吉亚境内的阿布哈兹自治共和国，面积不到9 000平方公里，人口只有60余万，可其中90岁以上的老人有近2 000人，百岁以上的老人有160多名，堪称世界上屈指可数的长寿之乡。秘鲁有一位老人汤姆士·肯塔艾华，1987年春，年已142岁，他每天4点起床，打扫居室。伊朗一位农民，1988年9月时为130岁，他有125个儿孙，住在伊朗中部阿克城郊的一个村庄。他从未吃过药，也未去过任何一个城镇。伊拉克埃纳拉市有一位寿星，1988年10月逝世时127岁，他娶过11个妻子，生了21个儿子，有63个孙子。巴基斯坦的阿卜杜拉·穆马特杰拉尼，1983年时160岁，身板依然硬朗，心脏正常，满面红光。他先后结过4次婚，共有儿孙511人，他的家庭也许是世界上最大的家庭。苏联人米斯林莫夫，1971年162岁，也是当时世界上公认的最年长的“寿星”。1989年初，苏联在开展人口普查时，发现居住在阿塞拜疆北部高山地区的伊利亚斯和亚坦·贾法罗夫已结婚103年。伊利亚斯生于1860年，他的妻子亚坦生于1869年，夫妻俩一直生活在山区。调查人员翻山越岭，穿过大雪覆盖的崎岖山路之后，才找到他们的住处。他们有10个儿子，也都子孙满堂。

我国也是世界上百岁老人较多的国家之一。我国有神话传说中的长寿老人，他的名字叫“南极老人”，也叫“老寿星”，他也许是古代某一位长寿老人演化而成的神祇。古人还在天上找了颗象征他的星星，将其取名为“老人星”（即“船底座α星”）。唐人司马贞曾说：“寿星，盖南极老人星也。”这颗星距离地球很远，即便乘坐以光速飞行的火箭去寻找它，也要走196光年，即便能到“老人星”跟前，寻找者也早已是人世罕见的高龄老人了。“老人星”虽然这等可望而不可即，但我国古代的老人却依然对它宠爱有加，他们将其视作长寿的象征，把自己祈求长寿的愿望，融入对它的虔诚膜拜之中。人们在神化它的基础上，又进一步将其人格化，把它想象成一个手扶拐杖、慈眉善目、长须巨额的老头。后来，这一形象成了绘画、雕刻等艺术作品中颇受欢迎的角色，接着又被艺术家们请上了舞台。民间旧俗认为，他分管长寿。许多老人认为，自己之所以能长寿，都有赖于“南极老人”的保佑。不少老人过生日时，也都乐意别人叫他“老寿星”。

我国还有一个传说中的老寿星彭祖，姓篯，名铿。旧时人们也以他为长寿的象征。据说他生于尧的时代，到商朝末年已767岁（一说800余岁），《辞海》中道：“殷王以为大夫，则托病不政事。”他年事虽高，但并未显出老态。他在世时即已誉满华夏，被称为“上古大贤，道家先师，中华寿神，气功开源”。彭祖是圣人眼中的圣人。彭祖存世早于孔子2000多年，孔子至今也已有2000多年。孔子之名，家喻户晓，孔子语录，到处流传，影响何其深远。可2000多年前，孔子看待彭祖，就像现代人看待孔子一样。当年，彭祖的地位十分显赫，在哲人看来，彭祖为得道之人，集上古哲思与养生之大成者。诸子百家时期，思想上尽管百花齐放，百家争鸣，互不服气，但各家都引彭子之言为据，以增强其立论与说理的权威性与说服力。彭祖的养生之道，影响尤其深远，一直流传至今。历代道家和医学典籍中，都零零散散地保存着彭祖的养生学内容。彭祖的养生之道，是原始社会后期人类医疗保健实践的记载。其内容大致可分为：彭祖摄养术、彭祖导引术、彭祖服气术、彭祖房中术和彭祖烹调术等几个方面。彭祖作为烹调术的创始人，一直受到历代厨师们的敬仰，被尊为厨师的祖师爷。相传他将调制的味道鲜美的雉羹（野鸡汤）献给尧帝食用，被尧帝封于大彭（今江苏省徐州市）。后代子孙由此称他为彭祖，他后裔叫彭祖氏。徐州是彭姓的发源地，也是彭祖文化的发祥地。当今，在世界范围内，“彭祖文化”迅速发展，养生产业纷纷兴办。彭祖首创的名肴做法，虽多数失传，但也流传下来了一些。

毛泽东对彭祖评价也很高。1952年10月，他到徐州视察，在接见徐州市领导干部时说：“徐州是养生学的发祥地。尧时，有位篯铿，是历史有文字记载的第一位养生学家。尧封他到大彭，也就是徐州市周围这块地方，建立了大彭国。”“彭祖为开发这块地方付出了极大的辛劳。他带头挖井，发明了烹调术，建筑城墙。传说他活了800多岁，是中国历史上第一长寿之人，还留下了养生著作《彭祖经》。”他还说：“彭祖在历史上影响很大，孔夫子就非常推崇他，庄子、荀子、吕不韦等都论述过他。《史记》中对他有记载，屈原诗歌中也提到过他。大概因为他名气太大了，到了西汉，刘向在《列仙传》中竟把他列入了仙界。”

可以肯定的是，彭祖并不是个虚构出来的神仙，而是一个被神化的长寿老人。他留下的一些养生箴言就是证明。彭祖认为：“神强者长生，气强者易灭。”他强调保神养生，告诫人们千万不要伤神、散神、烦神、败神。他说：“积忧不已则魂神伤矣，愤怒不已则魂神散也。喜怒过多，神不归室；憎爱无定，神不守形；汲汲而欲，神则烦；切切所思，神则败。”彭祖认为，神伤甚于体伤。“神之不守，体之不康”。如果能遵照他的箴言行事，即使不能长命百岁，也定可延年益寿。

封彭祖于大彭的尧帝，可以说是统治者中罕见的一位长寿老人。他非但善于治国，也善于养生。他是一位开明的君主，在位时德高望重。他身居高位，却“起居有常”，自食其力，享年118岁。当时的击壤（一种很古老的游戏）老人，为他创作了一首歌，说他：“日出而作，日入而息。凿井而饮，耕田而食。”由此可以窥见其长寿的奥秘。

尧帝之后的舜帝，也活到了110岁。他是一个亲民的君主，喜弹五弦之琴，歌南风之诗，常和老百姓一起，在月光下唱歌跳舞，共庆国泰民安、丰衣足食。在他的治理下，社会和谐安定，百姓无忧无虑、乐观快活。他带头践行了“以恬愉为务”的养生之道，所以不少人都得享高寿。

周代的君主，寿命也很长。相传周穆王活到130岁，召公也活了180岁。东汉哲学家王充在他所著的《论衡》一书中，分析了上古时英明君主长寿的原因，认为是“太平之世，多长寿人”。可见古代的学者已经意识到，长寿与社会因素有密切的关系。

也许真是因为在精神上得益于彭祖和“南极老人”的庇护，中国历史上活到百岁以上的老人不乏其人。《庄子·盗跖》载："上寿百岁，中寿八十，下寿六十。"相传春秋时代的老子活到200多岁。史书记载，东汉末年的谷俭、鲁女生两个人，都寿高300岁。东汉末年的皇甫隆、封君达、蒯京，都活了100~200岁。相传皇甫隆还曾向曹操介绍蒯京的养生术。曹操曾亲自访问过当时号称"青牛道士"的封达君，向他请教长寿之道，封达君向他传授了养生诀："体欲常劳，食欲常少，劳勿过极，少勿过虚，去肥浓，节酸咸，减思虑，捐喜怒，除驱逐，慎房室。春夏施泻，秋冬闭藏。"

武陵（湖南境内）开元寺"性僻而高"的慧昭禅师，生于北魏孝昌二年（526年），卒于唐元和十一年（816年），历经唐及五代，活了290岁（见《中国名人大辞典》）。慧昭禅师比被称作世界长寿冠军的英国人弗姆·卡思还多活了81年。王远知生于北魏永平二年（509年），死于唐代贞观九年（635年），活了126岁。唐代著名诗人白居易的诗友李元爽，活了136岁。著名高僧、禅宗北派的开创者神秀，活了101岁。传说活了数百岁的罗浮山道士轩辕集，曾受到唐武宗的召见。唐武宗问他长寿秘诀时，他说："绝声色，薄滋味，哀乐一致，德施无偏，尧舜禹汤之所以至上寿者，此也。"唐代著名医学家孙思邈也是活了101岁的高寿老人。

近代，我国有记载的最长寿的老人是李青云，他生于康熙十六年（1677年），经历了康熙、雍正、乾隆、嘉庆、道光、咸丰、同治、光绪、宣统9个皇帝至民国，卒于1933年，享寿256年。他原名陈昌远，原籍云南，是太平天国石达开手下的将领。石达开大渡河遇难后，他乔装打扮，改名换姓，逃到四川开县陈家场一带避难，随之定居下来，直到去世。由于他对中医中药，尤其对养生健身都有精深研究和不凡造诣，在当地被人誉为"神仙"。四川开县籍的刘成勋曾在1925年拜访过李青云，留下了极为深刻的印象。20世纪80

年代，正是我国气功热时期，他撰写了一篇回忆文章，1986 年发表在《气功》杂志第 6 期上，同时还刊登了他整理的 1 000 多字的李青云（错写为李庆远）口述的“长生不老诀”。李青云当年就很出名，报刊曾先后报道过他进山采药、持刀拒虎、掘得形似人头的灵芝等新闻。他在照相馆拍摄的相片，被陈列在馆外的橱窗里。记者发现后，将其刊载在《万州日报》等报刊上，轰动了全川。1927 年，李青云到万县传授养生之道时，被四川军阀杨森奉为上宾，并为其祝寿。他是清末民初的著名中医药学者，在他 100 岁时，因在中医中药方面的杰出成就，获得政府的特别奖励。200 岁时，他仍常去大学讲学。在此期间，他还曾接受过西方许多学者和记者的访问。李青云一生娶过 24 个妻子，有 180 多位后人。他去世时，美国《纽约时报》和《时代》周刊都曾做过报道。他在世时即令人惊叹不已，认为他如此长寿，是科学无法解释的奇迹。

李青云在世时，很多人拜访他，均为请教其长寿之诀，他都不吝旨教。他认为，人的寿命有长有短，这是由元气所主宰的。元气又称原气，禀受于先天而赖后天荣养而滋生。他形象地把爱护与不爱护元气，比作蜡烛存放的位置。若把点燃的蜡烛置于笼罩内，则燃烧的时间长；若置于风雨中，则时间必短或很快熄灭。养生之道，亦是如此。他非常欣赏老子之言：“毋劳汝形，毋摇汝精，毋使汝思虑萦萦。寡思路以养神，寡嗜欲以养精，寡言语以养气。”他说，此中妙旨，往往被不善养生之庸人所忽视。他十分赞同清代学者陆陇其的话：“足柴足米，无忧无虑，早完官粮，不惊不辱。不欠人债而起利，不入典当之门庭，只消清茶淡饭，便可延年益寿。”李青云一生遵此行事，说：“此真养生之妙诀，益寿之良箴也。得此可以长生，不必采灵芝，炼金丹也。”李青云特别强调养生者必须做到慈、俭、和、静四字。所谓慈，即仁慈、慈爱，也就是心地善良，不害物不损人，一片慈祥之心。这种慈祥的心态，足以抵挡各种灾害，自然可以使人健康长寿，颐养天年。所谓俭，即节约或节制之意。俭于饮食则养其脾胃，俭于嗜欲则养其精神，俭于语言则养其气息，俭于交游则可以择友寡过，俭于酒色则清心寡欲，俭于思虑则可以免除烦恼和困扰。凡事省一分心则得一分益。所谓和，即和悦之意，君臣和则国家兴盛，父子和则家宅安乐，兄弟和则手足提携。此为至祥之道也。所谓静，就是清静、冷静、安泰之意。也就是说，身不过劳，心不轻动（胡思乱想）。神伤甚于体伤，“神之不守，体之不康”。在谈到自己的起居饮食习惯时，他说：“食不过饱，过饱则肠胃必伤；眠不过久，过久则精气耗散。余生200多年，从未食过量之食，亦不作过久之酣眠。”他还认为，养生必须注意生活细节。凡细小之事，人们往往容易急躁，如此必然伤身。他告诫人们：“寒暖不慎，步行过疾，酒色淫乐，皆伤身，损伤之极，即会亡身。所以，按先人的养生术，步不疾行，目不久视，耳不极听，坐不至疲，卧不至极；要先寒而衣，先热而解，先饥而食，先渴而饮。食欲数而少，不欲顿而多；要无喜怒哀乐之系其心，无富贵荣辱之动其念。此乃长寿之道。”他最后还说：“饥寒痛痒，父母不能代，衰老病死，妻子不能替。只有自爱自全之道，才是养生的准则和关键。”他的长寿，与良好的心态与习惯，肯定有很大关系。

现代，我国不少地方也均可寻觅到百岁老人的踪迹。1953年，我国第一次人口普查时发现，当时全国有年过百岁的老寿星3 384名，其中有些人超过了120岁，年龄最大的为155岁。第二次全国人口普查于1964年进行，发现百岁老人4 900名，最高年龄达150岁。广西宜州市的冉大姑是第五届全国人民代表大会代表。她107岁时，还能全年出去参加劳动298天，加上外出开会，合计340天。广西巴马瑶族自治县大卡洞村农民老寿星罗布普，一生结过4次婚，前3个妻子先后故去。当他 1956 年和第 4 个妻子结婚时已是 95 岁的新郎。1982 年，第三次全国人口普查有关统计表明，当时我国超过百岁的老人有 3 851 人。百岁老人中，最高龄者为 150 岁。这位老寿星是新疆维吾尔自治区新和县塔什克乡农民库尔班亚克。1984 年 6 月，新疆英吉沙县维吾尔族一位老人名叫地沙拉伊，年龄 135 岁，他列第二。他们家是一户“百岁之家”，一家两代人中有 5 位超级寿星。母亲活了 110 岁，大儿子活了 135 岁，老三活了 103 岁，老四活了 101 岁。

古今中外的这些事例说明，人活百岁，甚至远远超越百岁，并非梦想。人体自身肯定有年过百岁的潜质，但为什么只有极少数人达到了这个目标，多数人却难以企及？这就是人们一直在苦苦探寻的问题。

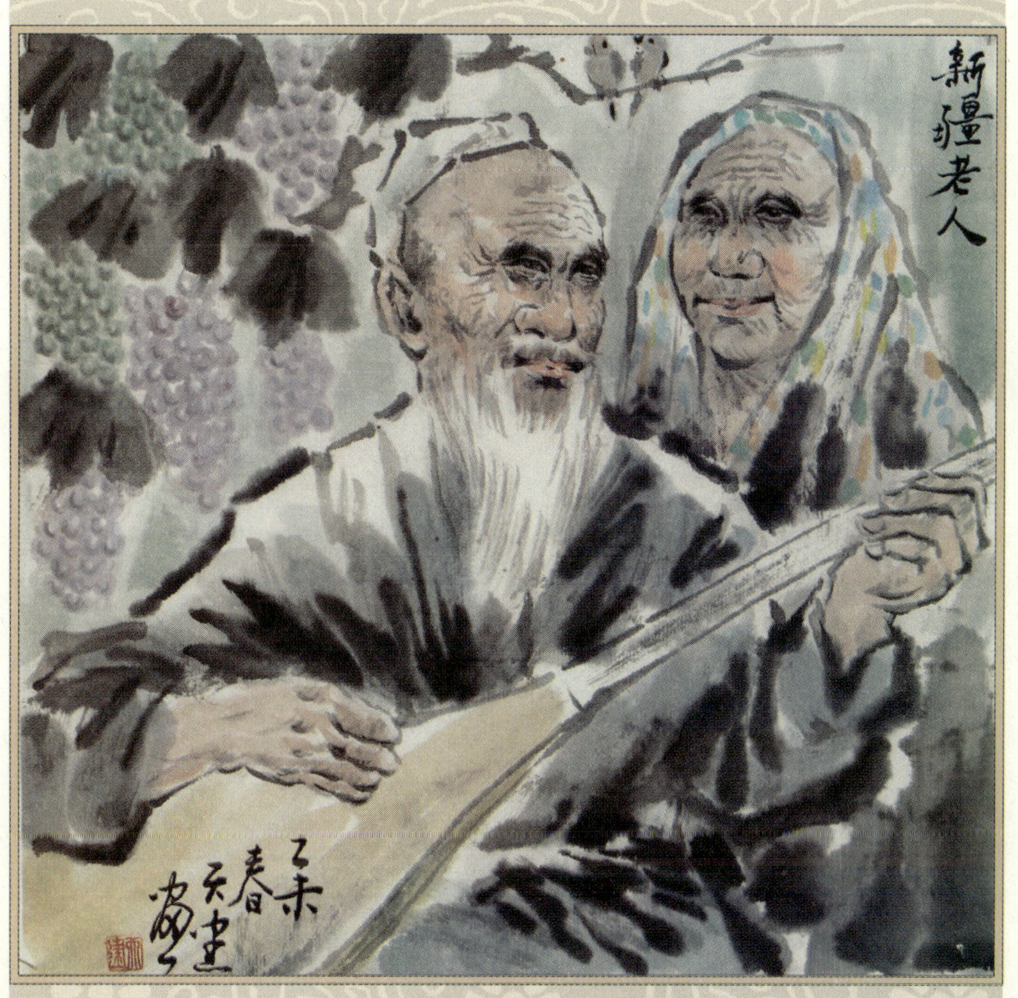

独特环境助长寿，自然环境对人的寿命有很大影响，这已是中外科学家们的共识。

第二章

独特环境助长寿

世界各地的资料都表明，人的寿命与地理环境有很大关系，因而长寿带有明显的地域性。长寿人口尤其是百岁老人，往往相对集中地居住在某些环境独特的区域。

目前，世界上公认的几个长寿地区是：南美洲的厄瓜多尔、中亚的高加索、巴基斯坦的罕萨、日本的冲绳，我国的新疆及广西巴马瑶族自治县。

世界上最著名的“老人国”，在南美洲厄瓜多尔的一个偏僻村庄，这里被称作“世界长寿中心”。世界上活到 100 岁的人虽然不少，但集中在一个村庄里却非常罕见。这个村庄名叫比尔卡班巴，位于厄瓜多尔首都基多南部。这里有许多鹤发童颜、身心健康的高龄老人。“比尔卡”是舒亚拉土著部族语“神圣”的意思，“班巴”则是“山谷”的意思。

从 1940 年起，这个村庄就一直是厄瓜多尔和其他一些国家的科学家、医生，经常踏访研究的地方。在此地从事研究的人中，包括美国人类研究基金会赞助的科学家。1940 年的人口普查表明，比尔卡班巴村有 18% 的居民在 65 岁以上；而厄瓜多尔其他地区，这个年龄的居民只占 4%；在美国，也只有 9%。比尔卡班巴村 70 岁以上的居民占 11%，其中 9 人在 100 岁以上，1 人高达 130 岁。1971 年调查时发现，该村总人口 819 人，其中有 9 位百岁以上老人，百岁老人比例超过 1∶100。据检查，村民们的动脉压都很低，他们当中无一例梗死或癌症患者。1974 年，住在村庄里的有 1 000 人，其中 80 岁以上的老人有 72 位，活到 100 岁的老人也比较多。部分百岁或过百岁的老人，仍在田间劳动。村里还有一本“已去世的百岁老人死亡登记册”，登记册从 1907 年算起，活到 140 岁的老人有 40 多人，有些老人活了 120 岁甚至 130 岁，最少的也活了 100 岁。

1969 年，心脏病学家米格尔 · 萨尔瓦多带了一个团队，对比尔卡班巴居民的健康状况进行了首次调查。他们为 338 名本地居民进行了体检，结果发现，无人患心脏病和动脉硬化症，也没人得癌症、糖尿病、阿茨海默氏病和骨质疏松、风湿等功能退化性疾病。对于那些在其他地区威胁生命的疾病，这里的居民似乎是免疫的。

高加索地区（包括格鲁吉亚、亚美尼亚、阿塞拜疆等地，位于黑海与里海之间），950 万人口中有 500 个百岁以上老人，与总人口比例为 1 ∶ 19 000。整个高加索，百岁老人最多的是阿布哈西亚。阿布哈西亚占地 7 770 平方公里，地处黑海东岸与高加索主山脉峰线之间，北接俄罗斯，南邻格鲁吉亚。据说不少阿布哈西亚人的寿命高达 150 岁。几年前，《生活》杂志曾刊登了一篇文章，里面附有 161 岁的希拉利 · 莫斯利莫夫的照片。其中一张是他和第三任妻子的合影。希拉利 · 莫斯利莫夫告诉记者，他的父母都活过了 100 岁，而他弟弟死时是 134 岁。那篇文章还提到一位名叫卡法芙 · 拉苏利亚的妇人，她身高 1. 5 米左右，自称已有 141 岁，是当地百岁老人合唱团的成员。美国科学院院士、哈佛大学终身教授利夫博士，是专门研究健康长寿人群的学者。看到这篇文章，他专程去阿布哈西亚，在一个乡村里找到卡法芙老人，和她进行了交谈。他发现，她记忆力很好，讲到最近和以前的事情时，语言清晰流畅。虽然利夫为她的魅力和气质所折服，但不太相信她自报的年龄。经过一番研究，利夫确信，她实际已接近 130 岁，也已达到其他地区的人难以企及的高龄。

罕萨位于巴基斯坦最北端，与俄罗斯和中国接壤。这里地势雄奇，层峦叠嶂，有不下6条山脉在此汇合，山峰高度为6 000米。罕萨人居住在一片肥沃的山谷中，山谷两边峭壁高耸，直插云霄。2 000多年来，山谷中的居民与世隔绝，人口数量一直维持在1万~3万。前往罕萨的必经之路，是一条羊肠小道，它盘旋于群峰之间，最窄处只有60厘米。有的路段，要经过悬挂于峭壁上的木栈道，踩上去会咯吱咯吱作响，相当惊险。

罕萨也是当今世界上最著名的寿星区之一。这里人口不多，可是长寿者却不少，其中百岁以上的老人就有30多位，而80岁的老人几乎家家都有，毫不稀奇。高龄老人们都无忧无虑、身手敏捷，走在陡峭的山路上，像山羊一样健步如飞。长寿老人们个个鹤发童颜，耳聪目明，一副精神抖擞的模样。其他地区老年人所患的常见病，如心血管病、糖尿病、癌症等，在这里都非常少见。罕萨人长寿，已驰名天下。一些专家、学者纷纷前往进行研究和考察。来这里旅游、取经、参观或访问的人，更是络绎不绝。

日本的冲绳也是世界上百岁老人较集中的地方。位于日本最南端的冲绳县，由161个美丽小岛组成，人口为140万。由于气候宜人，被称作“日本夏威夷”。

“人瑞”一词，指的是年龄超过100岁的老人。110岁则可称作“超级人瑞”。在拥有“超级人瑞”的数量方面，冲绳在世界上可谓首屈一指。全世界有明确记载的“超级人瑞”中，冲绳占到15%。而其人口却只有世界的0. 000 2%。

1975年，日本厚生省资助了一个延续至今的项目，即冲绳百岁老人研究。经过30多年研究，其结果超出了最乐观的预期。如今冲绳已成为公认的健康寿星之乡。自1879年来，冲绳的每个乡镇和村庄，都严格执行出生、婚嫁和死亡的登记制度。得益于这些登记资料，人们对冲绳长寿老人的年龄毫无异议。冲绳是世界上有清晰记录的健康寿星之乡，人均寿命最长，百岁老人的比例也最高。

希腊的伊卡利亚岛是最近引起人们关注的一个长寿地区。美国探险家丹·比特纳的团队到这个岛上发现，伊卡利亚岛的居民活到90岁的概率是美国人的2.5倍。其中男性活到90岁的概率是美国男性的4倍。更令人惊奇的是，岛上的人即便患癌症或心血管病，存活期也比美国人长8~10年。岛上得抑郁症的人也少，患痴呆症的概率也只是美国人的1/4。1976年已65岁的希腊老兵斯塔马蒂斯·莫莱蒂斯，在美国被诊断出患了肺癌，来日无多。他决定搬回家乡伊卡利亚岛生活。如今，38年过去了，回来后，没有做过化疗，没吃过任何药的莫莱蒂斯已104岁，身体仍很健康。这不能不算是个奇迹，如果他生活在其他地方，也许早就离世。

伊卡利亚独特的地理环境、自然条件，以及物产，对生活在这里的人们的寿命，肯定产生了有益的影响。岛上的伊利阿斯·雷里阿蒂斯大夫告诉丹·比特纳，当地人在结束一天的忙碌后，都喝本地产的一种山茶，这种茶由希腊多种传统的草药制成，有野薄荷、迷迭香、艾草等。其中，据说野薄荷可治疗牙龈炎，迷迭香可治疗痛风，艾草被认为可促进血液循环。另外，岛上最常见的7种草本植物，经检验发现都富含多酚类物质，具有强大的抗氧化功能，其中多数还有利尿作用。伊卡利亚的居民通过喝这种草药茶，可能都降低和稳定了血压。

伊卡利亚居民的日常饮食，和他们的长寿也有很大的关系。他们的食谱中，橄榄油和蔬菜的比重较大，吃的主要是自己家种植的马铃薯、鹰嘴豆、黑眼豆、小扁豆和野生绿叶菜，喝的是当地产的山羊奶和蜂蜜。其他乳制品和肉类制品吃得较少。这里的居民还喜欢适量饮酒。研究证实，橄榄油，特别是未加热的橄榄油，能够降低体内坏的胆固醇，提升好的胆固醇；山羊奶含有增加血清素的色氨酸，老年人容易吸收；野生绿叶菜中含有的抗氧化剂，是红葡萄酒的10倍；而适量饮葡萄酒，则能促进人体吸收更多的类黄酮；少吃肉类制品，可减少饱和脂肪的摄入，就不容易得心脏病。雅典大学的饮食专家安东尼娅·特里朝普鲁估计，与标准的美国饮食相比，伊卡利亚饮食可多延长预期寿命4年。

当地居民的生活习惯，也可以说是一种有益长寿的习惯。这里的人睡得晚，起得也晚，而且每天中午都睡午觉。每到中午，整个小岛都沉浸在静谧的气氛中。研究者发现，午睡能使人得到充足的休息。偶尔午睡，可将得冠心病的风险降低12%；而习惯性午睡，又可将这一风险减低37%。此外，有研究者对65～100岁的伊卡利亚男性进行调查时发现，他们中80%的人自称经常有性生活，有1/4的人说，他们在性生活中“很持久”，并且“有成就感”。

我国新疆是近些年新发现的一个长寿地区，共有百岁老人865名，多数分布在和田、喀什和阿克苏三个地区，百岁老人比例为33∶5 0000。这三个地区，与世界闻名的长寿之乡——巴基斯坦的罕萨相毗邻。这一带与罕萨有着相似的自然环境。居民们与罕萨的居民有着相似的生活饮食习惯。1985年，我国新疆被正式承认为世界长寿区之一，国际自然医学会会长森下敬一在东京宣布，该学会正式把中国新疆列为世界长寿区。在此之前，国际自然医学会已先后把高加索地区的格鲁吉亚、巴基斯坦的罕萨、南美洲的厄瓜多尔列为长寿地区。森下敬一认为，新疆地区居民的长寿状况，同世界其他三个长寿地区非常相似。

将我国国内百岁老人的分布情况进行比较，也可以看出明显的地域性。他们中居住在市级城市里的有400多人，住在镇级城市里的有

24 人，住在乡村的有 3 200 多人。也就是说，83.1% 的百岁老人住在农村，而他们又绝大多数分布在我国的西北、西南、中南三个地区的边远地区。在 1982 年全国人口普查时发现的 3 851 位百岁老人中，有 3 059 人生活在上述三个地区。据统计，上述地区平均每百万人口中有 6 个百岁老人；而华北、华东、东北三个地区百岁老人当时只有 700 多人，平均每百万人口中只有 1.8 人。其中华北地区最少，平均每百万人口中只有 0.8 人。在全国各省、市、自治区中，百岁老人比例高于全国平均水平的有新疆、西藏、青海、广西、广东、云南、台湾、宁夏及河南 9 省区。全国每百万人口平均水平是 3.8 人。新疆百岁老人每百万人口中有 66 人，是全国百岁老人最多的省区。从新疆百岁老人的地区分布来看，南疆多于北疆，农牧区多于城市。这是由于南疆的自然环境优于北疆所致。全国平均每百万人口中，拥有百岁老人最少的是山西省，仅有 0.2 人。

除新疆外，广西的巴马瑶族自治县，也是我国长寿老人最集中的一个区域。这里的百岁老人所占的比例也很高。巴马瑶族自治县位于都阳山脉南部，离中越边境三四百里（注：1 里等于 0.5 千米）。境内一条条清澈的小溪，盘绕着青翠的山崖，缓缓而流，景色静谧而优美。这里气候常年凉爽宜人，空气清新，水质纯净，食物也丰富，可以说是广西的一个世外桃源。全县共有瑶、壮、汉等族人口 26 万。1982 年全国第三次人口普查时发现，该县平均每 10 万人口中，拥有的百岁老人为 21 个。全县 80 岁以上的老人有 1 826 人，90 ~ 99 岁的老人高达 228 人。1988 年 4 月，该县 128 岁的罗老太太，在她长年生活的海拔 500 米左右的山间瑶寨里，接受了远道而来的记者的采访。罗老太太生性乐观。中年时因“天花”连丧四子，后来，活到 103 岁的老伴也过世。对此，她很想得开，她认为“人死是常情”。她始终保持心情舒畅，所以生活愉快。她还常教儿孙们唱山歌，跳瑶家舞。在人生的旅途中，她虽已度过漫长的 $1\frac{1}{4}$ 个世纪，但身体仍显得很健康，思路依旧很清晰，反应也很敏捷。最令人惊异的是，她的视力仍然不减，动作仍很利索，还能穿针引线。村子里像罗老太太这样的百岁老人还有好几个。这个县松树村有个104岁的老妇黄曼申，年轻时当过裁缝，至今身体健康，只是听力差一点。她说她要活到200岁。她75岁的儿子身强力壮，一到农闲，就爬上陡峭的山崖，采回草药，给老妈妈煮了吃，以滋补身体。108岁的蓝伯平老人，以前是个推销员，整天到处跑。现在虽然瘦骨嶙峋，但身板硬朗，仍喜欢四处走动，身体很好。

据人口学专家说，巴马瑶族自治县百岁老人所占的比例，与世界上其他长寿地区相比也是高的。而且这里的一些长寿老人，大多数头脑清楚，身体健康，90多岁的老年人的血压，跟40多岁的人差不多。七八十岁的老人，在当地也算是年轻的了，仍能下田插秧、割稻、收玉米，各种农活，干得一点也不比壮年人差。据资料记载，这里的百岁老人，新中国成立之前就很多，至今这种状况仍未改变。不少科研人员经常长途跋涉到这里考察，探询长寿的奥秘。

从全国范围来比较，可以看出，生活在我国边远地区的少数民族老寿星，在我国百岁老人中占有很大比重。我国55个少数民族的人口总数，在我国总人口数中大约占6.8%，可少数民族人口中却有1 462名百岁老寿星，占我国百岁寿星总数的38.8%。这个比例不可谓不高。我国汉族人口平均每百万人口中大约只拥有2.5名百岁老人，而少数民族平均每百万人却拥有21.7名百岁老人，后者相当于前者的9倍。新疆是我国多民族聚居的地区之一，居住着40多个民族。新疆地区自古就多长寿老者。1982年全国第三次人口普查的统计资料表明，新疆全区有人口1 200万，但百岁以上的老人，比华北、华东、东北这三大地区百岁老人的总和还多。统计资料还表明，在新疆的百岁老人中，绝大多数是少数民族居民，占全自治区百岁老人数的99.19%。在汉族居民中，百岁以上的老人只有7人，只占全自治区百岁老人数的0.81%。1987年，宁夏回族自治区老龄问题委员会对区内10个县、市做过调查，26位百岁老人中，少数民族老人有24位，汉族老人只有2人。

在少数民族中，拥有百岁老人较多的几个民族，维吾尔族居第一，1982年全国人口普查时，维吾尔族已拥有801名百岁老人；其次是藏族和壮族，这两个民族分别都拥有110多名百岁老人。

我国少数民族中多百岁老人，或许主要得益于他们生活在我国边远地区的山区，那里有独特的自然环境的缘故。

内地有个别地方，也多长寿老人。如湖北省钟祥市，也素有长寿之乡的美称。唐、宋、元三个朝代，城区名为长寿；明朝时，曾定名为长寿县。1982年，全国第三次人口普查时，该市有18位百岁老人，约占湖北省百岁以上老人数的20%，是当时全省百岁老人最多的县。1990年8月20日，钟祥市人口普查办公室百岁年龄表会集结果显示：至全国第四次人口普查校准时间7月1日零时止，全市共有百岁以上老人46人，其中最高年岁为111岁。钟祥市地处大洪山麓，汉江河畔，境内有10多处温泉天然浴池。另外，老寿星大多居住在磷矿石藏量最丰富的荆山山脉到江汉河谷一带。这些或许与这里的老人长寿有关。

2014年夏，广东省蕉岭县也被国际自然医学会、世界长寿乡科学认证委员会正式授予“世界长寿乡”称号。蕉岭县是该机构认定的世界第七个“世界长寿乡”，也是中国第四个“世界长寿乡”。据统计，截至2014年底，蕉岭县百岁老人有45人，占总人口的0.02%；90~99岁老人有1 791人；80~89岁老人有8 983人。全县平均寿命78.6岁，均超过了“世界长寿乡”认证标准。蕉岭县能成为“世界长寿乡”，最主要的是得益于该地独特的地理环境。到蕉岭县便可发现，这里到处山清水秀、绿荫如盖、环境清幽。科学家检测后发现，这里的水土中富含硒、铁、锌等人体必需微量元素，空气中负离子含量也高于周边地区。这里非但自然条件得天独厚，而且民风淳朴、邻里相敬、家庭和睦、心态平和、饮食清淡、生活规律，颇多古时留下的习俗风范。九岭村2 177位村民中，60岁以上的老人占了人口总数的21.5%，其中百岁老人有3位，是蕉岭县最早被有关部门认定的长寿村之一。这里的长寿老人们受到社会的普遍敬重与爱戴，他们大都生活在数代同堂的大家庭中，与子孙后代共同生活，饮食起居都有晚辈悉心照顾。这和他们普遍得享高寿也有很大关系。这里伉俪双双得享天年的也很多。蓝坊镇石湖村有68对夫妻，携手走过了半个世纪。陈干权和妻子黄玉英，1943年结婚，如今已共同经历了71年风雨，仍相敬如宾。

看到上述情况，居住在城镇的人们也不必悲观，不要认为在城镇生活似乎与长寿无缘。从绝对数来看，我国城镇的百岁老人虽然要比乡村的少得多，但因我国城乡人口比例畸轻畸重，所以平均百万人口拥有百岁老人的比例，相差还不太悬殊。据统计，乡村平均每百万人口，拥有百岁老人大约是4人；城镇平均每百万人口，拥有百岁老人是2.5人左右。少虽少矣，但也不乏其人。有些大城市，百万人口拥有百岁老人的数量，也不算太少。据北京市老龄问题委员会调查，1989年，北京市有百岁老人25位，其中男性7名，女性18名，最高年龄为105岁。105岁的老寿星叫吴图南，是吴氏太极拳的传人，他早年学医，懂英、法、俄三种语言，通琴、管、笛等多种乐器，对多种学科均有研究，是考古、心理学教授。他1883年3月2日（清光绪九年正月二十三日）出生于蒙古族贫苦牧民家庭。幼年时迁居北京，拜著名太极拳大师吴鉴泉、杨少侯为师，潜心研究太极拳，造诣很深。老人耳聪目明，精神饱满，风度雍雅，满头银发，美髯垂胸，与96岁的妻子双双受聘于北京文史研究馆。当然，生老病死是人类的自然规律，1989年初，他于北京病逝，享年105岁。

在北京市建国门水磨胡同27号院里，住着一对百岁老夫妻。老翁名叫王元斌，1989年他整整100岁。退休前曾在外交人员服务局当厨师。老伴王孙氏101岁，他们结婚已77年。据了解，他们是北京市婚龄最长的夫妻。1989年春节前夕，时任北京市副市长何鲁丽专程到东城区看望两位老人，恭恭敬敬地给两位老寿星深深地鞠了一躬。100多年来，两位老寿星经历了三种社会，有过各种各样的磨难和喜悦。两位老寿星望着前来向他们慰问的人不住地拱手致谢。老人的女儿、女婿、孙子、重孙围在他们的身边说笑着。何鲁丽把两个电动手杖送给老人。王孙氏高兴地说："让你们费心，谢谢你们啦!"何鲁丽说："不费心，应该的，您身体好吗？您老吃东西还行不行?"老人的孙女对着王孙氏的耳朵，把何副市长的话又说了一遍，老人笑着回答说："还行，还行，挺好的。"据两位老人的闺女介绍，两位老人已有1年多没生病了，老奶奶新近还长出了一颗小白牙。他们儿孙满堂，四代人生活在一起，相处得很和睦。

北京是我国第二大城市，气候干燥，多风沙，缺雨水，在我国城市中自然环境、气候条件并不算优越，但北京平均每百万人口拥有的百岁老人数，已达到3人左右，比全国平均数高16%。北京的这些百岁老人证明，在北方大城市生活，也可以长寿。

我国最大的城市上海，1985年统计，全市有百岁老人40多位，平均每百万人口中约拥有4个百岁老人，比例比北京还高。1989年，上海百岁老寿星有97位，其中男性老人11位，女性老人86位。年龄最大的是家居南汇周浦乡石桥村的著名书法家苏局仙，当时108

岁。上海以人口密度高、住房紧张、交通拥挤、环境污染严重闻名于世。在调查统计进行之前，谁也不曾料到这里的百岁老人竟还不少。上海市以事实证明，在南方特大城市生活，也并不影响人延年益寿。最有意思的是，上海还拥有世上罕见的百岁夫妻。1987 年 11 月 23 日，上海市的袁敦梓老先生和夫人毛惠琴伉俪，双双跨入百岁之年，成为上海市第一对百岁老寿星夫妇。这两位老人虽已年届百岁，但身体尚健，饮食正常，行走不需搀扶。平时铺床叠被，掸尘擦桌，都自己亲自动手。袁老先生还是一个“报迷”，每天必详读《人民日报》《解放军报》《参考消息》等 5 种报纸。毛惠琴老太太则是一个“球迷”，电视节目中凡有球类比赛，她必定兴味盎然地从头看到尾。两位老人膝下的子、孙、曾孙和玄孙合计 62 个，其中有近一半在海外生活。近几年，几乎每年都有海外的子孙来沪探望两位老人。

城镇也有百岁老人的事例，并不会改变长寿有明显的地域性这一结论。自然环境对人的寿命有很大影响，这已是中外科学家们的共识。城镇和乡村相比，空气和水的污染肯定严重得多，它们对人寿命的不利影响，是显而易见的，所以才出现了不少回归自然的论调。但城市生活的便利和诱惑，又是乡镇不可比的。因而，长寿地区吸引大量移民的可能性，暂时也不会出现。

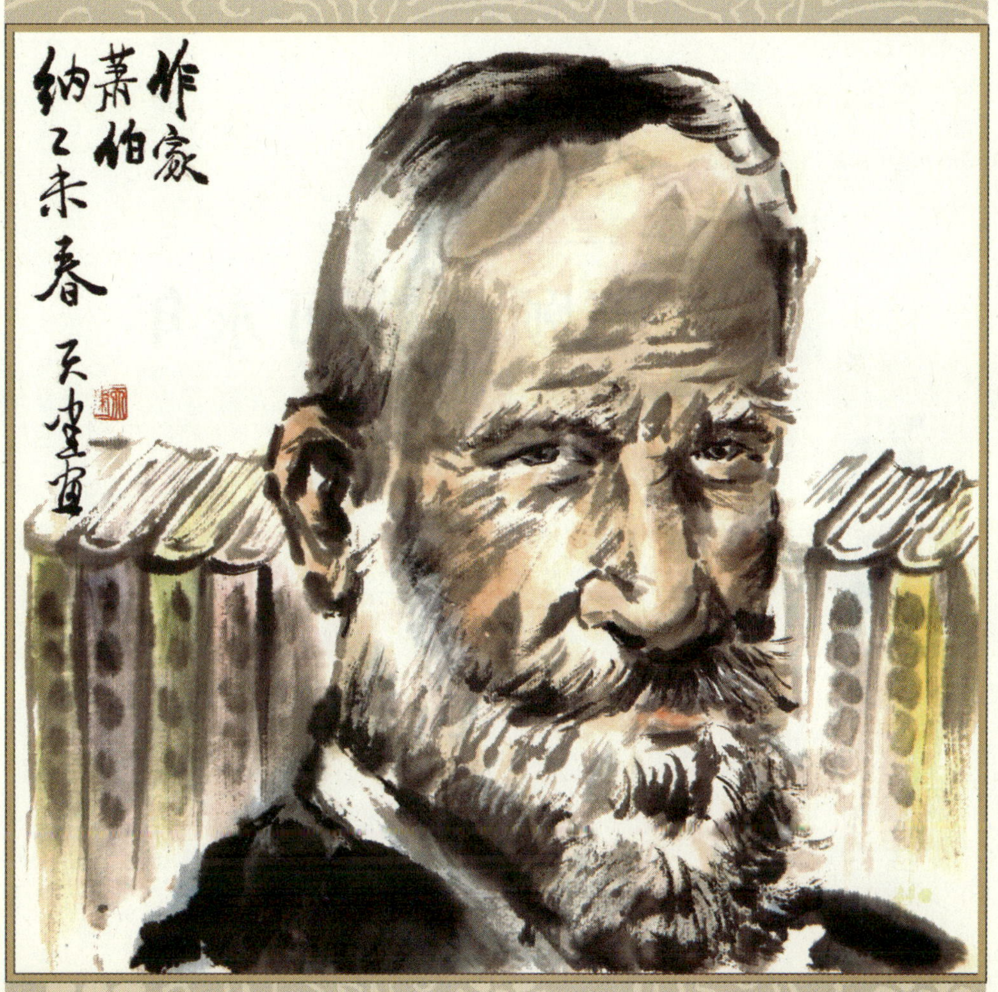

只要根据自己的习惯爱好，适度饮食，养颐得法，都可以得享天年。

第三章

养颐得法可永年

世界的长寿地区和我国的长寿地区，除自然环境外，那里人们的生活饮食习惯，是否和长寿也有必然的联系？这一问题也早已引起世界许多科学家的兴趣。

中外许多科学家研究了人类生命延续的规律后，都曾明白无误地指出：人的寿命与其所处的地理位置、生活环境及其固有的起居规律、饮食习惯有很大关系。

不少百岁老人延年益寿的事实充分证明，有益的生活劳动环境和良好的生活习惯，对延长寿命无疑会产生极为重要的影响。

世界几个长寿地区均为山区，那里的空气、水源都未被污染，植被保护完好，没有城市的噪声刺激。它们都有着自己独特的自然环境。生活在那里的长寿老人，普遍心态平和，清心寡欲，与世无争。他们的饮食习惯虽然不尽相同，但共同的特点是以素食为主，粗细粮搭配，饮食有节制，不会暴饮暴食。

厄瓜多尔比尔卡班巴村地处安第斯山脉中段，海拔 1 370 米。该村坐落在一个高山深谷里，四周是覆盖着浓密热带丛林的崇山峻岭。有人认为，饮食是比尔卡班巴村人长寿的关键。午饭是他们一天里最重要的一餐，一般是一碗热玉米粒或大米，里面掺一些木薯、土豆、胡萝卜或香蕉，有时也放肉松。他们经常熬骨头汤喝。蔬菜（包括大蒜）、水果一般是现采摘现食用。

科学研究和人们的生活实践表明，骨头汤能延缓衰老。这是因为人体中最主要的组织之一是骨髓，红细胞、白细胞等就是在骨髓中形成的。随着年龄的增长，骨髓制造红细胞和白细胞的功能就会自然衰退，但是人们可以从体外摄取类粘朊，使骨髓生产血细胞的能力加强，从而达到延缓老化的目的。摄取类粘朊最简单的办法是利用动物骨头中的类粘朊，如猪骨头、羊骨头等。比尔卡班巴村长寿老人经常熬骨头汤喝而长寿，这在医学理论上是有科学根据的。这里的老人们还喜欢吃野樱桃、胡桃、原粒粮食。但不吃黄油和咸菜，也不用芥末和其他佐料。食品中含盐量很低，有时根本不加盐。任何食物和饮料都不用防腐剂和添加剂。营养学家惊奇地发现，他们爱用猪油做饭。近些年来，由于从外地引进块状食盐、粗制盐和罐头食品等，村里患高血压和糖尿病的人有所增加。但一般说来，多数老人仍坚持传统的生活习惯。他们的食物有“三低”的特点，即低热量（每天不到1 500卡）、低蛋白（主要是从粮食和蔬菜中摄取）和低脂肪（16%或低于16%）。

也有人说，比尔卡班巴村的河水里，含有防止风湿病和降低胆固醇的物质。日本科学家曾把这里的水带回日本，进行化验和研究。

比尔卡班巴的男人喜欢喝咖啡和抽烟。他们把咖啡煮得很浓，然后倒入瓶中放两三天，喝时倒出一点，并兑少量热水。大部分男人都抽烟，每天40~60支。烟是用玉米叶或纸卷成的。男性老人爱喝烈性酒，但量不大。妇女抽烟喝酒的则很少。

这个地区百岁老人都有和睦的家庭，生活安定，起居有常。村里的高龄老人都喜爱自己的生活环境，高高兴兴，无忧无虑。他们很乐观，也没有竞争，心态始终保持着平衡。

高加索地区的百岁老人，大多居住在高加索山中。高加索地区格鲁吉亚共和国的500万居民中，90岁以上的老人有6万多人。格鲁吉亚人的平均寿命为72岁。他们那里空气清新、环境安静、泉水甘美，这也许是出寿星的原因。地处格鲁吉亚境内的阿布哈西亚自治共和国，堪称世界上首屈一指的长寿之乡。这个共和国的库托尔村只有4 000人，而其中90岁以上的老人就有27位。这里老人们的长寿食谱有：“玛玛雷卡”，即用玉米面熬成的稠粥，每日不可少；各种家制奶酪，三餐不离；小葱和各种生吃的绿叶蔬菜，桌桌必备。91岁的老寿星巴巴赫告诉来访者说，本地人喜欢吃水果，柑橘、苹果长年不断。这里的老人，每天还喝一杯家酿优质葡萄酒。阿布哈西亚人的食物结构，概括起来有三多三少：水果多、蔬菜多、奶制品多；盐分少、糖分少、热量少。至于每天一杯葡萄酒，则对老人血管扩张和促进血液循环大有好处。到当地考察过的专家认为，适度饮食是寿星们遵守的重要原则，尽管当地流行婚丧嫁娶吃喝庆祝，但绝少有人暴饮暴食。一般的人晚饭尤其避免吃得过多。当然，他们的餐桌上也有烤乳猪、煮羊肉、浸鸡块等肉食，味美且不腻，但并非每天都吃。

里海附近亚沙巴赞山区的居民，普遍寿命很长，这里长寿村村民中，最高龄的竟达160岁。148岁的村民加沙诺夫，仍然每天四处打猎，而且特别喜欢猎大野熊。科学家还发现一名90岁的老人，仍然可以生育孩子。科学家发现，长寿村的老人能够享有如此高寿，可能与他们每天饮用一种桑树籽榨制的汁有关。专门研究百岁人瑞的沙迪诺夫博士认为：“这群平均年龄120岁的村民，不论男女，每天都饮用一种桑树的果汁，早上、中午、晚上，几乎一律以此为饮料，就像我们饮水一样。”这可能是他们长寿的最主要原因。经研究发现，这些用桑树籽榨取的汁液，可以防止人体的动脉血管硬化，并且可以治疗风湿和预防骨骼关节硬化。科学家已在山区建立了一个研究基地，在当地抽取样本进行检验，希望从中找出使人长寿的秘密成分。一位117岁的老人自愿接受检查，科学家发现，他的身体状况同60岁的人一样。

当地政府还在阿布哈西亚附近的莫克瓦镇建立了世界上第一座长寿博物馆，博物馆里展示了这一带许多长寿者的档案资料、肖像、雕像、图片等。在博物馆附近有果园、林苑和菜圃，种有自古以来阿布哈西亚的寿星们日常食用的各种水果与蔬菜，还栽有22种珍奇植物。远道而来的参观者，可以参观、品尝博物馆所栽培的瓜果、蔬菜和制作的长寿食品：熏肉、干酪、阿布哈西亚香肠，充分发酵的羊乳，以及具有医疗作用的蜜蜂面饼等。博物馆还有一个“寿星演出团”，参加演出的歌手、乐师、舞蹈演员都是百岁寿星。来此参观的人，还可以与居住在附近的寿星们进行攀谈，具体了解他们的生活情况和长寿之道。

巴基斯坦罕萨地处喀喇昆仑山的群峰之间，与其他长寿区也有相近似的环境。这里的居民常年登山，体力活动量大。他们饮食简朴，其主食是五谷杂粮，尤其喜欢吃未发酵的荞麦面饼，副食则以卷心菜、萝卜、洋葱为主，多半是洗净生吃。水果主要是杏子，夏秋是鲜杏，冬春则为干杏，一年四季不断，一日三餐均食。肉类主要是牛羊肉，饮用的水是从附近高山深处引来的冰雪融水，清凉可口，且含有多种矿物质。这里远离工业区，海拔千米以上，群山环抱，树木葱茏，阳光充足，空气新鲜。人们在洁净的空气和优美的环境中劳作生息，得益于大自然的恩赐。

我国新疆大批老人之所以长寿，全区每百万人拥有百岁老人量之所以居全国之冠，也非偶然。这与该地区的自然环境、气候条件及当地居民的生活习惯，无疑也有一定关系。这些老人绝大多数都生活在山川冰峰之间，绿洲草地之上。这一带地广人稀，没有城市噪声，没有工业污染，天气晴朗，空气中含有较丰富的负离子，不利于病菌生长繁殖，有益于人体健康。这样的地理条件、生活环境，为老人们安度晚年提供了可靠的自然保障。同时，这一带的老人还有独特的饮食结构和卫生习惯，这也是他们得享百年的奥秘之一。这里的老人，通常以当年地里新收割的玉米、小麦加工的面粉为主食，副食则是新鲜的牛羊肉和蔬菜。值得一提的是，蔬菜中，他们特别喜欢吃洋葱、胡萝卜和番茄。这几样菜，恰好都含有丰富的维生素。此外，他们还长年以奶茶、酸奶为饮料，以奶酪、奶豆腐为点心。西瓜、哈密瓜、葡萄、苹果、梨等瓜果，在他们的食品中也占有很大的比重。有的人每年吃的瓜果总量甚至比蔬菜还多。

维吾尔族人很爱清洁，家里拾掇得干干净净，衣服也勤洗勤换。而且从青年时代起，他们中大多数人便禁烟禁酒，不沾染吞云吐雾和狂喝滥饮的习惯。从科学的角度来看，这些都明显有助于减少生命的无谓损耗，有益于生命的延长。

近年来的医疗气象研究还发现，人的寿命长短，除与许多其他因素有关外，还受气候条件的左右。科学家们调查了高加索山脉、南美洲的安第斯山脉、克什米尔地区的克什米尔谷地等世界上闻名的寿星老人诞生地，发现这些地方有一个共同的特点：气候都很平稳，气压、气温上升或下降的幅度都不大。

广西巴马瑶族自治县的老寿星们，虽然所处的地理位置与新疆同胞不同，生活习惯也不完全相像，但从他们身上，也可以窥见与新疆老寿星长寿之秘本质相似的特征。这里的百岁老人们也大都生活在山区或远离城市的乡村、牧场。这里大部分居民都住在通风良好，用竹、木搭成的两层的房子里。巴马县是海拔 400 ~ 700 米的山区。有人认为，山区日光照射时间相对比平原少，山区居民受太阳辐射的影响小，身体细胞突变引起的早衰甚至短寿的情况也比平原少，这可能也是当地人长寿的一个原因。此外，山区环境幽静，具有空气新鲜，水源和食用的植物不受或者很少受工业污染等特点。生活在巴马的百岁老人多数也以素食为主，常吃低热量、低脂肪、低盐食品。主食多粗食，他们终身以玉米为主食，配搭适量的红薯、豆类。他们习惯把玉米煮成糊糊吃。副食多吃富含维生素的新鲜蔬菜、野果等。许多人认为，黄豆能降低血液胆固醇浓度，绿豆能降低血压，而山芋能治疗神经衰弱。

巴马一带系红土、黄土覆盖地面，红土、黄土中生长出的植物含有微量元素如锰、硒等。微量元素对人的长寿有明显影响。现代科学已证明，锰元素有利于防止人的心脏、心血管病，硒有利于减少脂肪积累和延缓人体器官的老化。终年吃含锰、硒食品的巴马老人，之所以长寿，可能从这些元素获益匪浅。

经测定，我国和世界几大长寿区，都有这一共同点：这些地区的粮食中，都含有丰富的硒、铁等微量元素。

各长寿地区的老人大多有喝粥、吃糊糊的习惯。粥和糊糊的好处是益于消化，易于吸收。老年人脾胃薄弱，消化功能减退，所以吃粥对老年人来说，就显得特别适应。粥又可起到清肺、和胃、补脾的作用。我国宋代大诗人陆游也是一个喜欢吃粥的老人，他写过一首诗："世人个个学长年，不悟长年在目前。我得宛丘平易法，只将食粥致神仙。"他的这首诗，可以说是对老年人喝粥好处的一个总结。

各地百岁老人，大多数喜欢吃素食，素食中又较偏爱各种豆子和豆制品。上海、北京两大城市里，七旬以上老者和百岁以上的老人中，许多人吃的副食中都含有豆制品。这种饮食爱好，是符合饮食科学的。它有益于增进健康，有利于延年益寿。用植物蛋白、植物脂肪代替动物蛋白、动物脂肪，可以防止胆固醇过高和过度肥胖，减少心血管病的危害。据科研部门测定，豆类含微量元素多，其中黄豆中钴的含量高于小麦 37.6 倍，钼含量高于小麦 48 倍。

豆腐是中国的传统食品，有强身健体之功效，素有“植物肉”之美称。豆腐距今已有2 100多年的历史。相传汉高祖刘邦之孙淮南王刘安，为求长生不老的灵丹妙药，在淮南八公山下兴建楼阁，召集了一批门客、术士，成天烧药炼丹。无意之中，将石膏滴进豆汁，发现了豆腐的制法，制成了“八公山豆腐”。李时珍在《本草纲目》中说：“豆腐之法，始于淮南王刘安。”豆腐质地白如美玉，细若凝脂，吃起来鲜嫩可口。古往今来，用豆腐制作的佳肴举不胜举。如宋代的“东坡豆腐”，明代的“玉香豆腐”，等等。明代苏平曾作《咏豆腐》一诗：

传得淮南术最佳，皮肤褪尽见精华。
一轮磨上流琼液，百沸汤中滚雪花。
瓦缶浸来蟾有影，金刀剖破玉无瑕。
个中滋味谁得知，多在僧家与道家。

据说豆腐还有解百毒和美容的特殊功能。把上好的豆腐晒干研成末，调水擦面，可使皮肤保持滑润细嫩。古代宫女常以此法美容。慈禧太后还曾用珍珠煮豆腐吃，说此法可防面容衰老。

中国民间流传不少有关豆腐的传说和趣闻。相传，清康熙年间，有一个姓王的太守特地制作一道“八宝豆腐”孝敬皇帝。他把豆腐切成细丁，加上核桃仁屑、瓜子仁屑、火腿丁、鸡肉丝、香菇屑等，同时放入锅里炒，再把煮浓的鸡汤倾入，文火煮滚。起锅后再撒上大蒜屑、胡椒末、香油，味道极其鲜美。康熙吃得津津有味，赞不绝口，下令御厨将其列入宫廷食谱。

孙中山先生早年毕业于香港西医书院，对我国的食品营养也有一定的研究。他在他的著作《建国方略》中，专列一章，系统论述了我国的饮食文化。他列举了我国许多富有营养的大众化食品：“金针、木耳、豆腐、豆芽等品，实素食之良者，而欧美各国并不知其为食品也。”孙中山先生还特地介绍了豆腐的营养价值：“中国食素者必食豆腐，这是因为豆腐实为植物中之肉也，此物有肉料之功，而无肉料之毒，故中国全国皆素食，已习惯为常。”他还认为中国人的饮食习惯也合乎科学卫生。中国人常饮清茶，食淡饭，再加以蔬菜豆腐，所以中国穷乡僻壤之人，不吃酒肉，并多长寿。

豆腐不仅含有丰富的矿物质及多种维生素，而且还含有人体本身自己不能合成的8种氨基酸，药用价值也极高。日本医学界近年来的实践表明，多食豆腐有助于延年益寿，且有助于润泽皮肤。豆腐性味甘凉，尤适合糖尿病患者补充营养之用。

近些年来，豆腐正成为全球范围的热门食品。外国不少人对豆腐推崇备至，研制出一系列豆腐制品，如豆腐面包、豆腐酸奶。受人青睐的还有鸡蛋豆腐、花生豆腐、杏仁豆腐、咖啡豆腐、豆腐排骨、豆腐沙律、豆腐冰激凌、豆腐汉堡包等。日本还生产了一种加入天然食用明胶便成硬块、加入水后即刻复原、携带十分方便的豆腐。如今，日本豆腐年销量达1亿千克。德国如今最畅销的食品是豆腐，德国人的饮食习惯在几年前开始逐渐改变。1986年，苏联切尔诺贝利核电站事故使肉类食品受到污染后，更多的消费者舍肉食而取豆腐。现在世界上有不少饭店，每天都专门供应无肉菜肴，除豆腐外，还有其他素食品。20世纪80年代，美国《经济展望》曾断言：“未来10年，最成功且最有市场潜力的并非是汽车、电视机或电子产品，而是中国的豆腐。”

近几年，我国一些城镇的政府有关部门，开始重视城市副食品供应，均已注意到人们尤其是老年人对豆腐的特殊需要。北京、上海两大城市，近几年都调运进上万吨黄豆、赤豆、绿豆、蚕豆等豆类，加工制作成各种豆制品，以满足老人们的需要。高龄老人最喜欢洁白细嫩的南豆腐、香菇豆腐、辣味豆腐、素点、素火腿、素鸡和素鸭。这些食品不但容易咀嚼消化，而且美味可口。后几个品种除可佐餐外，还可当点心吃。豆奶和豆乳冰激凌则是备受老年人欢迎的饮料。有的高龄老人，几乎到了每餐必食豆制品的地步。北京、上海这两大城市，平均每百万人口拥有百岁老人数高于全国其他城镇，或许与这两个城市豆制品供应比较充分有一定关系。

事物总是有两面性的，吃豆制品并不是越多越好。美国堪萨斯医疗中心的营养学家指出：过量摄入黄豆蛋白质，会导致出现缺铁性贫血和损伤动脉管壁内皮细胞等疾病。所以，吃豆制品应当适量，而不是多多益善。

然而，城市中有许多老年人，因坚持吃以豆制品为主的素食而长寿，这也是不容怀疑的事实。1989 年 9 月，北京市西城区（原宣武区）老龄问题委员会，对该区 206 名 90 岁以上长寿老者的饮食生活情况，做了一次较为全面的调查。调查的结果是：以肉食为主者占 30%，以素食、杂食为主者占 70%。

国外也有些老人吃素而长寿。萧伯纳是位获得诺贝尔奖的爱尔兰作家。他在世 94 年，从事创作活动 70 余年，写了 52 部剧本和 5 部长篇小说，还有大量评论。他妙语连珠，嬉笑怒骂皆成文章，以讽刺、幽默而著称。他一生创作丰富，德寿双兼。其长寿的秘诀之一，是过素食布衣的简朴生活，不吃肉，不饮酒，不吸烟。1933 年春，他周游世界到达上海，宋庆龄女士在家里请他吃午餐，鲁迅先生也去了。鲁迅先生写了文章说这一餐“是素食，又简单”。一次，有人问萧伯纳为什么喜欢素食，他回答说：“是我的健康所需要，而且素食本是英雄和圣人的食物。”他的早餐和晚餐，多是黑面包、通心粉、小扁豆、鸡蛋和一定数量的生菜，一切以方便和速食为准。这种饮食结构，保证了他的身体健康，同时也避免了上流社会饕餮客所特有的肥胖症，从而使他长寿。

肥胖对人的健康和寿命的影响是很明显的。德国老年病协会主席弗朗格教授，曾调查百岁老人数百名，其中肥胖者只有一人。萧伯纳谈肥胖问题时，曾自豪地宣称：“我的肤色和体型成为全欧洲羡慕的对象。”他极少生病，一生中见得最少的就是医生。萧伯纳的父亲是一个烟酒之徒，弄得一贫如洗。他接受父亲的教训，一生戒烟戒酒，即便是在宴会上，也以矿泉水代酒。

在高加索亚美尼亚共和国一个边远的山区，有一个名叫塔曼·格里戈良的老妇人，在1980年1月29日这一天，儿孙们向她献上一束红玫瑰，祝贺她105岁生日。她也是一位坚持素食的老人。她耳聪目明，精力旺盛，生日宴会上还同儿孙们跳起了民族舞蹈，体态轻盈，完全看不出她是一位百岁老人。塔曼·格里戈良童年时家境贫寒，但从未生过病。1920年，亚美尼亚苏维埃政权成立，她首批加入了农业生产合作社。后来，她虽然已至期颐高龄，仍每天从事家务劳动，照料玄孙和玄孙女。她告诉别人，长寿的秘诀就是从事体力劳动和吃素。

中国早期留法勤工俭学运动创始人之一的李石曾，是一位大力提倡素食的人。他的食素主张在国外也有很大影响。李石曾原名煜瀛，河北省高阳县人。他是清末名噪一时的清流党党魁李鸿藻大学士的儿子。年轻时激烈排满，同情孙中山先生的革命。1901年他去法国，为驻法公使孙宝琦随员。他因喜欢素食，又是一个闲不住的人，见外国没有豆腐、豆浆之类营养丰富的素食品，便在巴黎开设了一家豆腐公司。1907年，他从河北高阳老家招募了30名工人，去法国专做豆腐、豆浆等豆制品，生意很兴隆。这些工人以后就在法国半工半读，成家立业，成了我国第一批留法勤工俭学的学生。李石曾提倡素食，主要是不吃猪肉，与佛教的吃素不同，与穆斯林的吃素也有区别，没有宗教色彩。当时社会上都说，李石曾提倡的是“卫生素”，主要是有益于身体健康。李石曾写过一本宣传素食的小册子，认为素食的好处，在于人道不杀生；可以减少疾病，健康长寿；肉类的细菌多，素食可以减少细菌侵入人体，使肌肤光滑，故素食者色泽比一般人要丰润漂亮；素食者因卫生条件好，头脑也比常人聪明。他还举例说，近代世界上最聪明的两个人——马克思和爱因斯坦，都是素食者。李石曾还发起了一个“国联同志素食会”。他将会员分为三类：甲种会员常年吃素；乙种会员定期吃素；丙种会员不一定吃素，但赞成吃素和宣传吃素。据说，当时定居在美国的爱因斯坦教授，就是受他的影响而成为素食会会员的。

现在欧美各国，吃素的人逐年增多。英国、法国、荷兰、瑞士、挪威等16个国家的素食人士，还成立了国际素食协会，宣传提倡素食。素食之风正在全世界各地吹开。目前各国素食大致分为四种。自然素食：主要是无须烹调的淀粉食品、水果。一般素食：不是以动物油脂煮炒的蔬菜。瑜伽素食：以大自然的花果、蜂蜜为食，规定不得加入人工香料和调味品。奶蛋素食：食用牛奶、鸡蛋、鸭蛋、冰激凌等。

美国是全世界肉量消耗最大的国家之一。但是现在美国兴起了一股势头不小的“素食热”。美国目前的素食者已达800万之众，类似“全素斋”式的素食店已逾千家，遍及美国各大城市。素食者们来自美国的各个阶层，其中有红透半边天的流行歌星麦当娜、超级电视明星罗杰斯和好莱坞英俊小生菲尼克斯等人。美国的一些著名营养学家和医学界人士，对素食者的观点表示赞同。他们认为，许多美国人往往会食肉过量，导致体内脂肪、胆固醇增多，对健康造成危害。而长期食素，能收到预防心脏病等功效。

我国食素是从佛门开始的。佛教的创始人释迦牟尼创建佛教时，要求僧人们过简朴生活，不能聚蓄财货以供养自已。他和弟子们每天托钵沿门求食，遇荤吃荤，遇素吃素。汉代，佛教传入中国。由于遵守戒律，不蓄资财，僧人仍然是托钵乞食。到西晋时，僧侣渐多，且寺院多建于名山胜境，远离都市，乞食之制难以推行。寺院内遂开办了伙食，称“积香厨”。佛教规定，脱俗为僧入寺，须遵“五戒”，“五戒”中的首戒即是“不杀生”。佛教的“不杀生”，是指自己不直接或间接杀生，只要杀生是发生在你不见、不问、不疑的情况下，就不算犯了杀戒。这种肉也是可以吃的“净肉”。僧人不论什么肉都不吃的戒律，是由南北朝时梁武帝萧衍大力提倡而成的。萧衍是历史上一个著名的信奉佛教的皇帝，也是我国8个长寿皇帝中的一个。他为了维护其统治，控制佛教，曾三次舍身入建康（今南京）寺院，出家食素。每次都是由臣子们集资，把他从寺院中赎回继续当皇帝。他曾撰写过《断酒肉文》《与周舍论断肉敕》等文，敕令僧人不得食酒肉。因为他是皇帝，僧人哪敢不遵行。所以，在南北朝梁武帝以后，不吃荤食才成为中国汉族僧人特有的戒律，致使汉族众僧乃至民间百姓以素食为尚，并创制了一批有悠久历史的寺院素菜。

当然，说吃素有益于长寿，并不是说吃荤就一定不能长寿。喜欢食荤腥油腻的老人中，也同样有长寿者。上海长寿老人郑逸梅，是一位专写掌故、文史的著名作家。1989年他已94岁，各类的报纸、杂志都仍向他征稿。他每天要写2 000多字的文稿及答复友人、读者的信件，很繁忙，但身体仍能应付裕如。因他为各种报刊撰写过大量补白文章，被海内外誉为“补白大王”。他曾是南社社员，曾任上海诚明文学院、志心学院、新中国法商学院教授，中国作家协会会员，上海市政协文史委员，上海市文史馆馆员，《中国现代书画篆刻界名人录》编委会顾问。主要著述有《南社丛谈》《书报话旧》《艺林散叶》《文苑花絮》《逸梅杂札》《人物品藻录》《清末民初文化轶事》《花果小品》等。郑先生是一位经常吃荤、很少吃素的老人。他最爱吃的是红烧肉，经常吃肉几十年，身体却一直很健康。

黑龙江武术大师刘志清，98 岁时作为特邀代表到上海，参加武术比赛，白发银须，精力过人。他并没有“吃素”的习惯，相反特别爱吃肥肉。他说：“如果两天不吃肥肉，就感到胃里不舒服。”住在无锡市西津路 52 号的浦李氏，一生特别喜欢吃肉，很少吃素菜，只要哪一天没肉吃，她就要骂人，而且连碗带饭菜全摔了。她吃的猪肉无论肥瘦，均要烧得很淡。1989 年时她已 104 岁高龄，吃肉并没有影响她的长寿。

住在福建厦门市思明南路的李杉老太太，也是一个很有意思很爱吃肉的典型。1989 年已 101 岁的李杉，一生经历坎坷曲折，前半生受尽苦难折磨。她于慈禧太后当政的年代出生于闽南的一户农家，家人因生活困难，在她很小的时候，将她卖给异乡一户有钱的人家做童养媳。那户人家在她七八岁的时候，就把她当牲口一样使唤。除烧火、洗碗、扫地以外，每天还要她拔一大筐兔草。她因年幼力弱，有时拔的草不够多，未能压实冒顶，就会遭到主人的残酷吊打。她的手上、腿上至今还有当年被吊打时留下的伤疤。由于营养不良、劳动负担过重等原因，李杉发育得很慢，十几岁了还瘦得像八九岁的孩子。那户人家见她长不大，干脆把她又卖给了别的人家。几经辗转，她流落到了厦门。开始，她在一家服装店当佣人，提水、烧火、做饭、抱孩子、扫地，样样活都干，和日本阿信的青少年时代极其相像。就这样没日没夜地干活，还免不了挨打受气。服装店老板给她吃得很差，留给她的常常是残羹剩饭，剩菜中偶尔也有老板家里人吃剩的肥肉末。也许是营养需要的缘故，她吃到肥肉时觉得特别香，心想：自己今后如果有钱的话，一定美美地吃它一大碗。就这样，她养成了爱吃肥肉的习惯。后来，她离开了服装店，在郊区找了一个安身之处，以捡破烂、拾牛粪和乞讨为生。就这样过了二三十年。她终生未嫁，50多岁时，她在路边拾到了一个出生仅两三天的女婴。她可怜这个遭遗弃的孩子，决定将她收养，取名为亚碰。此后，她每天背着小亚碰到处拾牛粪。她用牛粪换来的一丁点钱，以及向别人要来的米汤、面糊，将孩子慢慢养大了。孩子会走路后，她觉得再这样拾来拾去也不是办法，于是用点点滴滴积攒起来的钱，买了几只猪仔，自己养起了猪。她含辛茹苦，终于将亚碰抚养成人。新中国成立后，亚碰找到了工作，结了婚，李杉老太太的日子才慢慢好起来。她和亚碰夫妇及一个外孙女、三个外孙生活在一起。大外孙和外孙女于1988年先后结了婚，外孙媳妇还为她添了一个曾外孙女。在这个全家10口人的大家庭里，她受到了儿孙们真诚的敬重和无微不至的关怀，她的晚年生活可以算得上是幸福的。

李杉老太太历尽了人间苦难，却又这样长寿，原因究竟何在？这个问题引起了不少人的兴趣。有人从饮食习惯爱好上去寻找，结果发现，她一生保持时间最长的习惯，是爱吃肥肉。1个世纪以来，无论是经济拮据，还是经济富裕，她都视肥肉为第一美味佳肴。家境困难时，一段时间不吃，她会难受，一定要设法饱餐一顿。家境富裕后，她几乎天天离不开肥肉。近些年，她每餐很少吃别的菜，但一碗豆羹蒸肥肉却是必备品。她饭吃得不多，每顿仅一小碗，但肥肉却要吃好几大块。有时她不想吃饭，孙儿、孙女便给她买馒头或面包吃，她也一定要在馒头、面包里夹块肥肉才肯吃。她这样爱吃肥肉，人却一点也不胖，心脏血管也未因脂肪食用量大而发生毛病。她耳聪目明，口齿清楚，动作也不迟钝。如果不是因为1988年冬天不慎摔坏了腿，她仍能坚持干家务活。她100岁时，还担负着做家庭两餐饭的任务。

像郑逸梅、刘志清、李杉这几位长寿老人的例子，还有许多。这些老人的长寿，是对素食长寿理论的一种挑战。他们的事例证明，即使贪食动物脂肪，也不一定会影响人体的健康。因而，也有人认为，这些特殊例子的出现，或许是因为他们爱清洁、爱劳动的习惯，抵消了多脂肪、多胆固醇的消极影响。李杉在腿摔坏前，一直坚持每天4点钟起床，一边烧火煮饭，一边洗澡。一切停当之后，家人才起床吃饭。家人上班之后，她又干起了扫地、擦桌、洗衣裳等活计，把家里收拾得干干净净。清洁和勤劳，也许是李杉老人能够长寿的奥妙所在。

其实，世界上的事物是复杂的，对待任何事物和问题，都不能一概而论。脂肪是人的机体不可缺少的重要组成部分，能促进脂溶性维生素的吸收，并有保护内脏器官、保持体温、促进各种代谢的功效。

日本科学家认为，吃粗粮能长寿的理论，科学依据不足。日本东京都老年人综合研究所的调查表明，油类和脂肪能够增进老年人的健康。日本人的平均寿命现在已达到世界最高水平，男性为75.91岁，女性为81.77岁。其寿命增长，是伴随日本饮食水平的提高同比例出现的。日本的调查表明，老年人的健康程度与副食品的关系密切。日本人经常食用人豆制品、蔬菜、海藻、植物制品，也吃鱼类、肉食和油脂类制品。日本这一研究所证实：食用多脂肪、高蛋白的饮食，进行适当运动，是长寿的最佳途径。

不过，也有人认为，老年人吃肉，在方式方法上应当讲究：吃肥肉时，多吃素菜，做到荤素兼吃；吃肥肉，一次不要太多，适可而止；煮肉时间尽可能长些。日本冲绳是日本国的长寿县。日本近年来人口平均寿命大大延长，已是前所未闻的老龄社会。在日本冲绳，死者的年龄超过90岁，才被称之为“享尽天年”；而在80岁阶段死亡的人，则被宣布为“医治无效”；60岁死亡的人，被人称作“夭折”。冲绳大宜味村，老年人口占26%，截至1989年6月，90岁以上的妇女有31名，100岁以上的女寿星8人。这里的老人经常吃的食品有猪肉、蔬菜、豆制品、薯类以及奶粉等。一般认为，老年人不宜吃肉，但这里却恰恰相反。冲绳县80岁以上的老人们，几乎每天都吃猪肉，他们把猪肉看作长寿食品。冲绳农村，每年正月有全村共同食用14头猪的习俗，从猪血到猪耳、猪蹄和猪内脏全部吃掉。日本冲绳岛人煮肉的方法值得学习，他们煮猪肉用的时间很长，要煮两三个小时，把肉炖熟煮烂。据化验分析，猪肉经长时间煮炖，脂肪减少，不饱和脂肪酸增加，而胆固醇含量大大降低。

到底是吃荤好还是吃素好？一些专家、学者认为，比较正确的答案是：老年人荤素兼顾，偏重素食为好。

素食为主，对老年人防病有益，但完全吃素也不好。素食有利于肠胃消化，肉类的细菌多，素食可以减少细菌侵入人体，减少心脑血管等疾病和癌症，降低发病率。但完全吃素，将食谱限制在很狭窄的范围内，对鱼、肉、蛋等食品不敢问津，会导致蛋白质、有益微量元素和一些B族维生素摄入不足，影响身体健康。1989年下半年，安徽医学院提出了一项调查报告。调查报告说，他们对九华山一些寺院中的90名僧尼做了营养调查，结果表明，这些佛门弟子中大多数人患有不同程度的营养不良。究其原因，是饮食中摄入的蛋白质、脂肪等严重不足，不能满足机体代谢的需要。完全肉食，易得高血压、肥胖症等其他疾病。1克脂肪，可以产生9 000卡热量，老年人活动量少，消耗不掉的必然积存体内，影响健康。

提倡荤素兼顾，则是立足于平衡膳食的法则。营养学上所说的平衡膳食，指的是膳食中的食物多样化，起码应包括谷类、豆类、水果类、乳类、蛋类、鱼虾类及植物油，这样才能获得人体所需要的蛋白质、脂肪、糖类、无机盐、微量元素和各种维生素。要做到膳食平衡，老年人的食物就不宜纯素或纯荤。当然，老年人能不能常吃肥肉，要因人而异。自己能不能常吃，最好还是请医生根据身体状况，给予科学的回答。

有些长寿老人还以自己的亲身经历证实，不贪吃，不偏食，不求营养过量，在饮食上随便一些，有什么吃什么，这种“杂食”的方法也是长寿的一种秘诀。上海市101岁的陈惠珍，非常信奉节食、杂吃的饮食习惯。她什么都吃，主食除了饭外，还常吃燕麦、荞麦饺、山芋饺、南瓜团。菜肴她不专拣爱吃的吃，鱼、肉每顿不多吃，不爱吃的东西也每顿吃一点。她一天除吃三餐以外，还加两顿点心，但每顿都吃得不多。此外，她常年吃各种水果，然而每次也只是吃少量。其实，燕麦、荞麦、南瓜营养价值都较高，被誉为老人的保健食品。以燕麦为例，它的维生素E含量高于大米、白面。维生素E具有延缓衰老、抑制老年斑的形成，保持皮肤的弹性与生理机能等作用。谢觉哉同志的《长寿十诀》中有一条：“每日不可食同一副食品。”

陈惠珍等长寿老人的这种饮食习惯，是符合卫生科学的。我国医学典籍《黄帝内经》中就曾提出过“五谷为养，五果为助，五畜为益，五菜为充”的膳食原则。这种谷果蔬菜植物食品、畜禽动物食品合理“杂吃”的膳食结构，完全符合现代营养学的原理，只要能长期坚持，无疑有益于健康。

古诗曰：“烹龙煲凤何足贵，劝君杂食颐天年。”

食不必求饱，过饱反而对健康不利，这已为客观事实和古今医学所证实。宋代诗人陆游曾有“多寿只缘餐饭少”的名句。《黄帝内经》一书也明确指出，“食饮有节”是“度百岁乃去”的重要条件。清人姚元之在《竹叶亭杂记》中，记述他的老师戴可亭年已90岁而精神步履如60岁左右的人。平日他每天只吃稀饭多半茶盏，晚餐时只喝一浅碗奶。清乾隆时的李威认为："人之所以生者，气耳。而先天之气，日即衰薄，必籍后天饮食之气补之，补之太甚则反伤。"并引王龙图的话说："食取补气，不饥则已，饱生众疾，至用药物消化，尤伤和也。"据说这位李威年纪 80 有余，犹如壮夫，登山必选其巅，卒年 90 余岁。

近代有的生物学家，根据人类寿命与某些哺乳动物的寿命，有着共同规律的理论，提出了节食与运动，可使人的生命延至 100 ~ 175 岁的观点。国外长寿研究学会的专家们，对 4 000 名长寿老人仔细调查分析后发现，这些寿星们的一个共同特点是少食，他们每餐只吃小半饱。长寿专家亚历山大·罗夫说，少食与长寿有着密切的关系。少食能使胃得到完全休息，也能减轻呼吸系统及心脏的负担。专家对老鼠做的实验结果也证明了这一点。在其他条件相同的情况下，那些每顿只让吃 1/3 食物的老鼠，比那些吃很饱的老鼠更灵活，寿命更长。澳大利亚医学教授阿瑟·埃弗里特用老鼠做实验，结果也表明，食物消耗减少的老鼠和食物消耗正常的老鼠相比，前者老化的速度仅为后者的 1/3。他说，长寿的关键在于少吃。

近来，一些饮食卫生专家，将饮食过饱的害处与大脑的功能联系了起来，指出食量过多，可引起头脑迟钝。许多人在饭后均有欲睡的感觉。以往对此的解释是，饭后血液集中在肠胃系统，因此会使人觉得困倦。现在经过研究认为，有一种称为纤维芽细胞生长因子的物质，在饱腹以后，它在大脑中的含量，要比吃饭前增多数万倍。而这种因子的增多，被认为是脑动脉硬化的原因，也是脑衰老、人折寿的原因。

美国有几百个老年学研究机构，竞相研究推迟或减慢衰老的过程。科学家认为，根据"麦凯效应"，在不久的将来，人的寿命增加 30 年是可以做到的。所谓"麦凯效应"，就是幼龄大白鼠断奶后，把它们膳食的分量比平常减少40%，从而使得大白鼠的寿命提高了整整1倍的研究结果。研究已经证明，很多动物存在着“麦凯效应”。这些动物经过限制饮食，都极为健康，不论是生理指标还是精神状态，都要比吃饱的动物好。而且与衰老有关的疾病，包括癌症等，发病率也低一些。节制饮食不仅仅使平均寿命提高了，而且最高寿命也提高了许多。因此，现在科学家向人们推荐最简便易行的延年益寿办法，就是节制饮食。

科学家的研究还证明，限食开始得越早，持续的时间越长，延长寿命也越多。无论从任何年龄开始限食，对身体都有益处。

当然，也有情况完全相反的人。1988年底，埃及《消息报》上报道了一位135岁的约旦老人长寿的秘诀。这位老人长寿原因与众人不同的地方是，他的胃口好，食量大，不控制食欲，吃饱喝足。年轻时，他清晨下地干活前，能吃20个不加酵母的面饼和一只小羊羔。他常吃大麦和椰枣。他受伤时，以火烧患部进行治疗，促进伤口愈合；身体发烧时，仅服用以食油搅拌过的蒜泥，服尽见效。

还有些老人在吃的方面很特殊，但也能长寿。毛泽东主席就是一例。毛泽东的保健医生徐涛回忆说：“他吃饭没有规律，不讲究，换了别人，肯定垮，可他就是没事。有时候一碗面条，有时一茶缸麦粥，有时一大碗红烧肉，有时只吃一盘青菜，而且想起来就多吃一顿，想不起来就少吃一顿，甚至干脆不吃。就那么随心所欲，听其自然，偏偏他就不闹病，身体一直健康，精力总是那么旺盛。毛泽东的肠胃功能特别好，他吃辣椒整根吃，空口嚼辣椒，比嚼水果还津津有味。”据营养学家化验分析，辣椒在蔬菜中营养价值之高，简直罕见。辣椒中含有维生素A、B、C、D四种，是蔬菜中维生素最多且齐全的良好食品。辣椒不仅营养丰富，而且有祛病延年的功效。吃辣椒能刺激口腔黏膜，促进唾液分泌，增进食欲，有利于消化及补充必要的营养。吃辣椒还可以刺激神经活动等，并能杀灭人体肠胃中的细菌。毛泽东工作起来，废寝忘食，有时吃饭的间隔很长，一工作就是十来个小时不吃饭，而吃起饭来又是狼吞虎咽，主食又基本是粗粮。在他身边的工作人员不习惯，有的得了胃溃疡症，不少人都闹胃病。奇怪的是，他却从未犯过胃病，也很少得其他疾病。20世纪50年代北京闹了一次流感，来势很凶，毛泽东的卫士也有被传染上的。卫士劝他吃药预防，毛泽东固执地不肯吃，他相信自己身体的抵抗力，果然没有染上流感。毛泽东于1976年逝世，终年83岁。

在吃的方面还有更特殊的例子。美国德克萨斯州大学人类学系主任巴仁教授，自20世纪70年代中起就习惯了吃花生壳、苹果核、仙人掌，偶尔吃蚂蚁。他说："如果大家仅仅吃上述食物，并服用先进的现代药物，加以适当的运动和节制放纵的生活方式，那么，我们没有理由不能活到100岁。"居住在我国小兴安岭脚下的黑龙江国营红星农场95岁的阎中山老人，耳不聋，眼不花，平时能骑自行车，冬天还能上山砍柴。老人身体为啥这样硬朗？老人介绍说，他30多年来一直坚持吃蚂蚁。无独有偶，在广西、山西也有吃蚂蚁长寿的老人和吃蚂蚁的大力士。吃蚂蚁何以能延年益寿？试验证明，用蚂蚁制成的制剂具有免疫、抗衰老的功能。它能促进老龄小鼠胸腺、脾脏等器官增生、发育，使白细胞增多，增多抗体细胞，提高血清抗体水平。

酒一般被认为是最易伤身体的饮料，但现实生活中也有爱喝酒的老寿星。广西壮族自治区巴马瑶族自治县西山乡，有一位120岁的老人，名叫罗卜布。他赤脚走路，能独自上山割草。他从不抽烟，但喜欢喝酒，一次能喝自制的20度的淡酒一斤。科学研究表明，老年人喝酒（低度酒）有益于促进血液循环，预防血栓形成，而且用粮食制成的米酒，有一定的滋补作用。应向读者多交代一笔的是，巴马瑶族自治县人一般饮用家酿米酒。现在广西壮族自治区与当地一家酒厂合办了一家合资企业“巴马食品饮料厂”，生产一种长寿酒，大部分销往香港、东南亚，有些还远销美国纽约和旧金山。

还有爱吃花生米的老寿星。河南省汝阳县退休职工唐道成生于1869年，截至1987年时118岁。他虽然满头白发，但耳不聋、眼不花、牙齿好，身子骨也硬朗。他有一个嗜好，每天吃二三两花生。后来，他的满头白发中竟长出了一簇黑发，大有返老还童之势。据科学家研究证实，花生又称“长寿果”，富有多种维生素及卵磷脂、蛋白氨基酸，有降低血压、防止动脉硬化等作用。

当然，上述事例都具有特殊性，都有其独特环境条件和原因。

许多长寿老人喜欢饮茶，这也可能是他们长寿的原因之一。茶叶原产于我国，茶叶中的多种营养，特别是维生素C，对眼的保养极为重要。饮茶能利尿，中医理论讲：“五脏六腑之精气皆之注于目。”人体新陈代谢时产生的有毒物质，是从小便排出的，尿利则血液和脏腑的精气就相对纯净，因而有益于健康。

茶叶还能降低辐射危害。1945年8月，广岛受到了人类历史上第一颗子弹的袭击，40万人中先后死去20万，其余20万人也都受到不同程度的辐射伤害。但是却发现一个奇怪的现象：幸存者中，嗜茶者的放射病一般表现较轻。研究结果证明，喝茶能加速锶90从体内排出。

日本人喜欢吃鱼，这可能对他们的寿命有一定影响。素称鱼与火山之国的冰岛共和国，居民平时以鱼肉为主要食物，他们的平均寿命之高，也位于世界前列。因纽特人世代以海鱼为食，他们还喜欢吃生鱼，寿命也较长。现在，一些科学家发现了可以延迟衰老的食物，这种食物，既不是过去神话中的仙草、灵芝，也不是当今社会上流行的各种营养补品，而是鱼。人体的各部分细胞，每时每刻都在不停地进行着新陈代谢，吐故纳新。而细胞不断地吐故纳新，是依靠细胞的“核酸”来完成的。如果人体的每一个细胞都有足够的“核酸”，那么老年人也能维持20多岁青年人的健康标准，使精力保持充沛、旺盛。美国一位名叫佛兰克的名医根据这一原理，用了20多年工夫，终于发现所有食品中，鱼肉中含有核酸最多，是最理想的食物。同时，鱼含钙丰富，还可防止因年龄的增加而出现的骨质疏松和退化。因此，他认为，多吃鱼的人可以青春长驻，甚至返老还童。

从上述事例可以看到，无论食素，还是吃荤，抑或荤素混食，甚至有常人不解的奇怪饮食习惯，都有长命百岁者。这说明，生命的旅程，没有绝对的生活规则。只要根据自己的习惯爱好，适度饮食，养颐得法，都可以得享天年。

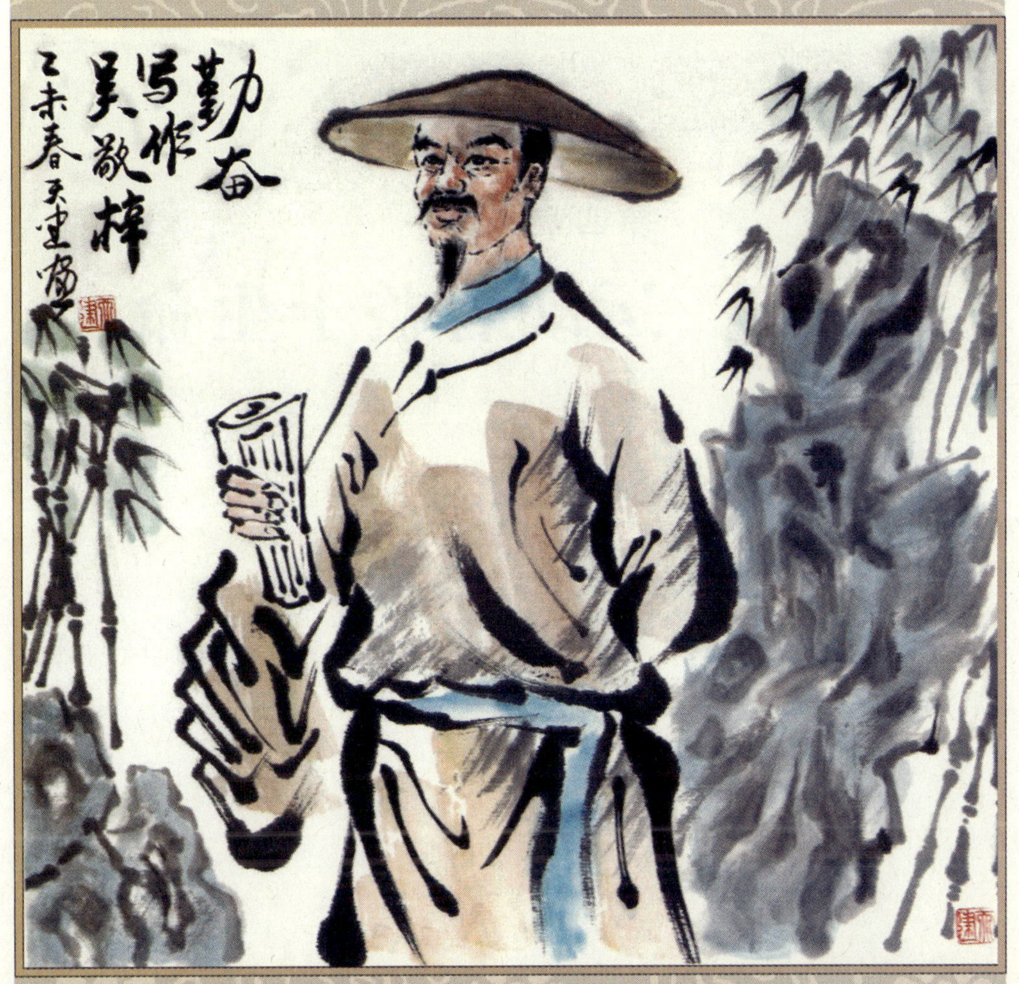

常常“乘月出城南门，绕城堞行数十里，歌吟啸呼，相与应和”的吴敬梓竟在49岁左右最贫寒困苦之时写出30万字的巨著《儒林外史》，坚持运动功不可没。

第四章

运动有益于生命

研究长寿老者的健康之道，可以发现，“生命在于运动”这句话是千真万确的真理。许多百岁老人，他们的生命能超过整整一个世纪，与他们长年坚持运动，长期参加劳动，有密不可分的关系。在某种意义上完全可以说，他们的长寿是“运动之神”对他们的褒奖。

厄瓜多尔比尔卡班巴村老人之所以普遍长寿，其中一个重要原因便是长年参加劳动。这个村的老人从星期一到星期六，都从事各种体力劳动，只有星期六下午和星期天才休息。老人们每天干8小时以上的活，耕地、收割庄稼、喂家禽和家畜等。有些老翁还炮制自己种的烟叶。老妪的活也不轻，她们时常到村外的河边洗衣服，或者在家里打扫卫生、做饭、照料孩子。中午，她们跋山涉水，把饭菜送到老伴和其他家人干活的地方。有时路程远，得走上一两个小时。

格鲁吉亚 位老寿星，1988年8月16日愉快地度过了他的131岁生日。这位老寿星名字叫达雅塔耶，有167个孙子、重孙和玄孙。凑巧的是，这天也是他曾孙女姆济娅的生日，她刚满1周岁。这位老人居住在格鲁吉亚的一个高山村庄里，自青年时代起，就一直在烟草种植园工作，但他本人从不吸烟。近40年来，老人已不再从事繁重的劳动，然而他仍每天坚持在家旁边的园地里劳动一两个小时。老人从来没有得过病，没吃过药，身体依然很健壮，而且颇有耐力。他有3个儿子，都是烟草种植工人，大儿子已经90岁，二儿子87岁，小儿子80岁。据他的儿子奥斯曼说：“割草时，我们要费很大劲才赶得上父亲。”达雅塔耶是格鲁吉亚百岁老人之一，他认为自己长寿的秘诀是坚持体力劳动，不吸烟，保持心情舒畅，不为小事着急。

有关调查材料也表明，我国的百岁老寿星，多数也从小就参加劳动，或长期坚持体育锻炼，其中又以长年参加劳动者居多。在新疆百岁老人中，终生从事体力劳动的占95.5%，他们普遍从青少年时就参加体力劳动，老年以后仍坚持运动，如经常散步或做一些家务劳动。他们百岁之后，大多数人身体仍然健康，生活可以自理。如102岁的维吾尔族老人牙热合·吉买提，从12岁到90岁，一直从事体力劳动，牧羊、放牛、种地。他除了视力稍差，牙齿缺三颗以外，饮食正常，行动自如。经常进行较远距离的散步，还做一些家务劳动。106岁的柯尔克孜族老人阿依木汗·天合尔·白来的，从15岁起就一直在山区放羊和做家务劳动。她年逾百岁仍健康状况良好，除有轻微胃病，稍耳聋、眼花以外，记忆力仍然很好，说话清楚，饮食正常，生活完全自理，仍能从事一些轻微的家务劳动。温宿县有一位女寿星，在她114岁时，除栽树、养花、种菜外，还养了羊和毛驴。每当葡萄成熟的季节，她还亲自吆喝毛驴，载着葡萄，到集市上去出售。

广西壮族自治区巴马瑶族自治县的山区居民，过着“日出而作，日落而息”的田园生活。白天在地里干活已成为习惯。这个县105岁的兰卜平，当来访者访问他时，他正在家门前的玉米地里给幼苗松土。另一位老人覃卜颂，也是远近人们熟悉的人物，他常常到河边割草喂马。1980年他100岁时，还爬上山砍柴。当有人问他为什么活到这样的年龄，身体还这么好时，他毫不迟疑地回答说：“劳动。”“生命在于运动”“动则不衰”的道理，早已被这里的人们所证实。巴马县的长寿老人一般都是10多岁开始劳动，70～80岁高龄仍坚持农业生产，90 岁以上的老人 30% 能生活自理，60% 从事力所能及的家务劳动。

“多劳动，少生病。”这是格鲁吉亚谚语。从事体力劳动，至今仍是这里的老人们生活中不可缺少的内容。93 岁的祖哈赫巴依，71 岁的女儿是医生，每天都要上班，她自己则承担着一家 7 口人的全部家务。她说，一旦她闲着没事，便会生病。在库托尔村，来访者亲眼看到须发皆白的 89 岁老人格朗吉亚，飞身上马，飞驰而去。老人不无自豪地对来访者说，春、夏、秋三季，他几乎每天都要骑马跑上个把钟头。平时，家里房前屋后的两亩（约 1 300 平方米）宅园地，从种到收也是由他一个人侍弄的。劳动、运动，给了老人们健康的体魄，使他们在古稀、期颐之年仍能精神矍铄。

在边远山区农村，长期坚持劳动、运动，能够长寿。同样，在城镇坚持劳动、运动，也能够长寿。广东省怀集县幸福镇的瑞孔英，1988 年 1 月 27 日是她 118 岁生日。这天，她的女儿、孙儿、曾孙，从各地赶回家给她祝寿，当地政府也派人为她祝寿。她很高兴，当即为众人做穿针表演，不到 5 分钟，便引线穿上了针。她常愿意做些喂猪、喂鸡、洗衣、补衫、扫地等轻便家务活。1987 年，双双跨入百岁之年的上海第一对百岁寿星夫妇袁墩梓、毛惠琴，结婚已近 80 年，两人相敬如宾，从无争吵。虽已届百岁高寿，仍身体健朗，思维清晰。袁老先生从 16 岁起，就在旧上海钱庄学做生意，后在饶益纱厂任职，当过厂长。20 世纪 50 年代公私合营后，退休至今。毛老太是贤妻良母，年轻时操持家务、带孩子。现在，两位老人行走不需搀扶，铺床、叠被、掸尘、扫地、擦桌子，仍自己动手。有时，袁老先生还到附近的农贸市场买菜，毛老太太不上街也在家里转转，几十年如一日。这也许是他们长命百岁的“妙方”。

说到老年人扫地，会联想到宋代大诗人、年近 90 岁的陆游，他有一个人们猜想不到的嗜好，就是扫地。《剑南诗抄》载有这样一首诗："一帚常在傍，有暇即扫地。既省课童奴，亦以平血气。按摩与导引，虽善亦多事。不如扫地法，延年直差易。"意思是说，一帚在旁，有空就扫，既可省去打扫卫生的服务人员，又可借此疏通气血，活络筋骨，何乐而不为呢？由此可见，扫地、擦桌子等轻微劳动，对老年人的身体健康也很有好处。

住在福建省厦门市将军河附近的张英老太太，也是一位因长年劳动而得享高寿的百岁老人，同时也是厦门市仅有的6位百岁老人中年龄最大的一位。她不是厦门本地人，1883年3月3日，她出生于闽南惠安县城郊的一个乡村。惠安县是福建省著名的侨乡之一。这里的男人历来有漂洋过海、外出谋生的习惯。田里、家里的活，自然都落到了女人头上。也许是生活磨炼的缘故，惠安的妇女素以勤劳、柔顺闻名于世，"惠安女"三字便成了她们的誉称。从降临人世起，命运注定张英要加入"惠安女"的行列。在祖辈的熏陶下，张英从小就勤快，握得住犁耙，拿得起针线。17岁那年，父母将她嫁给了村下村一家姓王的人家，丈夫比她大12岁，在家中排行老三。婚后没多久，王老三便和他的兄弟们一道下南洋，到新加坡做生意去了，一走便10年没有音讯。张英和其他惠安女一样，自然担当起了奉养公婆的义务。每天一早，她便下地干活，犁地、除草、拾粪、挑担，样样农活都干，样样农活都精通。中午回家做完饭，侍奉好公婆，喂了家里养的鸡和猪，她自己才开始吃饭。吃完饭，顾不上歇晌，就又下地干活去了。傍晚回家，刚放下锄头，她又忙开了家务活，很快干起了缝补、洗刷等活计。一天到晚，除了吃饭、睡觉之外，其他时间她都在劳动，忙完这样忙那样。就这样，她竭力尽心地劳动着，默默地等待着丈夫归来。这种辛苦单调的生活，却给了她强健的体魄。她可以和强壮的男人一样，挑着一二百斤重的担子，在田埂上健步自如地行走。她很少生病，有点小病也无须治疗，抗几天就好了。十几年后的一天，张英的丈夫王老三突然从新加坡回来了。他没有发财，只是带回了一台缝纫机，一个包着几件衣服的包袱。张英本来就不指望丈夫发财，只要丈夫能平安归来，她便心满意足了。王老三回来之后，雇了几个帮手，在泉州开了一家缝纫铺，生意还过得去。后来，张英生了一个女儿，王老三便将妻女接到泉州去住。进城后，张英同样闲不住，除照料丈夫、女儿的生活外，还帮丈夫干店里的活。开始，夫唱妇随，小日子过得还算顺心。谁料好景不长，王老三沾染上了抽鸦片的恶习，随后又得了哮喘病，成了个好吃懒做的废物。生活的重担便全压在了张英肩上。张英没有抱怨命运，默默地承担起了自己的责任。靠勤劳的天性和强健的体质，在做好家务的同时，她又撑起了店里的门面。这样拖了几年，王老三死后，张英便带着女儿回到了惠安老家，重新以种地为生。靠一双勤劳的双手，她终于将女儿拉扯成人。后来，女儿成了家，随丈夫到了厦门。此际，她已经年过花甲，仍独自居住在乡下，自己养活自己。这样又过了一二十年，1965 年，她女儿王淑英实在不放心已届八旬的老母，反复劝说，才将其接到厦门。一辈子不肯闲歇的张英，到厦门后立即主动担当起了女儿家中的活计。她不但没有成为家中的累赘，反而给女儿和外孙带来了许多方便。从 1987 年 104 岁起，她虽不再承担家务活，但仍能自己照顾自己，梳头、洗衣服等，仍坚持自己干。据医生检查，她除了左眼视力差和脚力不够好以外，身体其他方面的功能均很正常。这些年，她从未生过病，连感冒也很少得。她的身体状况，不比她刚进古稀之年的女儿差。医生经了解发现，张英在饮食习惯等方面，与普通人完全一样。因而认为，她在百岁之年仍具有这样良好的身体素质，可能是一生劳作不息的结果。

广东省吴川市浅水镇高罗村柯盛名老人，也是一个一生闲不住，劳动伴一生的百岁老人。他生于1910年，出身贫寒，16岁时就父母双亡。但他性格坚强，勤劳肯干，靠劳动把自己养大。他34岁时才结婚，随后生育了5子1女，家庭负担很重。他和妻子起早贪黑，耕种30亩土地，靠双手把子女拉扯大，为5个儿子盖了新房，为女儿准备了丰厚的嫁妆。子女成家后，他仍日夜劳作。在子女眼中，他是一个永远在劳动的人。夏天，他特别喜欢打赤膊，干得满头大汗，就跳到江水中冲洗一下，上岸后又继续耕作。秋天，稻禾快熟时，他每晚都带被褥到田边守夜，以防粮食被盗。年逾九旬，柯盛名还常牵牛下田犁地；有时见年轻人不会赶牛，他还会主动下田，手把手教他们耕田的技术。年过百岁，他身体仍很硬朗，很少生病，几乎三五年才上一次医院。他虽显得很精瘦，但是抵抗力比年轻人还好。立冬后，小伙子多数都穿上了西装外套，他却仍是一件短袖、一条短裤。他还能独自徒步往返10多公里，到镇里去赶集，买自己喜欢的食物和生活用品。2014年，他已年过104岁，仍闲不住，经常在村里散步或找熟人聊天。他在周围一带，是有名的“老寿星”和“老好人”，人缘很好，人们都很愿意和他拉家常。他子孙满堂，衣食无忧，又古道热肠，乐于行善。平日在和村里的贫困老人聊天时，发现别人有困难，他都会慷慨解囊，资助对方。村里有位龙伯，今年85岁，无儿无女，孤苦伶仃，生活艰难。柯盛名很同情他，每次见他，都会给他塞些生活费。有人不理解，他便说：“他是我的小辈，也是我看着长大的。他生活有困难，又没后人，我能帮自然要帮。”柯盛名虽然经常行善，自己的生活却十分简朴。他居住的房间里，只有简陋的床柜和破旧的椅子，这些都是他结婚时添置的，一直用到如今。他从未想过为自己换新东西。

广东省老年医学研究所等单位，曾对广东省177名百岁老人（男

18 人，女 159 人）进行综合调查，结果发现，96.61% 的老人从青少年起，就从事不同程度的体力劳动，其中 16 人直到调查时，还能参加一些轻微的劳动。由此可见，劳动对老年人增寿异常重要。

我国著名画家齐白石，享年 94 岁。他的长寿秘诀，家里人为他总结出两个字：爱动。他每天天不亮就起床，在初露晨曦时，先去自家的菜园，为葡萄、丝瓜、花生等除虫，接着施肥、浇水，直忙到汗流浃背才肯回去。早饭后开始作画，一直到中午，午睡一小时，进画室继续作画。他画一幅画，一般一小时左右就能完成。画完之后，站在一旁静心观察，或者来回踱步走动，从不肯安闲片刻。齐白石老人还爱拉二胡，每当傍晚，他时常一个人坐在房里自拉自唱。他说："这也是一种很好的锻炼，既活动了四肢，也使手指灵活自如，同时还扩张了胸部，而且嗓音得到了调节，岂不是三全齐美！"1988 年被评为全国健康老人的 85 岁的著名数学家苏步青，总结自己的健身之道，就是多动、多思。他几十年来上下班都是步行，每天不少于两公里，外出开会也尽量不坐车。他认为，多活动可以调节内脏、疏通经络、强壮心肺、延缓衰老。他说："我相信动则不衰的道理。"

有些老年人由于长期坚持锻炼，积极参加各项体育活动，即使遇到了很大的磨难，也并未影响他们的长寿。我国的著名人口学家马寅初先生，因他的人口学观点遭误解，受批判，一生颇多磨难。此事如发生在常人身上，恐怕身体早就垮了。但由于马寅初先生从青少年时代起，就养成了坚持体育锻炼的习惯，在遭遇挫折的情况下也从未终止。因而，他虽命运多舛、事业坎坷，但体质却一直很好。1962 年，他已经是 80 岁的人了，在雪冷风寒的日子里，仍精神抖擞地回到自己的故乡——嵊州市（原嵊县）浦口镇，再次做人口问题社会调查。在磨难不断的情况下，他仍活到 100 岁高龄，可谓不易。

马寅初认为，发展中国经济的关键，除人口问题外，还有农业问题。他曾准备组织班子编写一部农书，但政治风浪来得太早，计划被迫告吹。1960 年，他赋闲以后，便决定自己一个人尽余生的精力，把这部农书编写出来。他写了大大小小的纸卷，约百万字之巨，其分量不亚于《齐民要术》和《农政全书》。可惜他呕心沥血写成的农书，在“文化大革命”中被付之一炬。

喜爱户外运动，经常跋山涉水，游历名胜，宿营野炊，渔猎嬉戏，对健康长寿增益匪浅。不少长寿老人都懂得这一道理。祖国不少名山大川，都不乏老年人的足迹。98 岁时，艺术大师刘海粟仍喜欢运动，喜欢登高山，他除每天步行 500 ~ 1 000 米之外，有时还和夫人夏伊乔在舞场上轻捷起舞。他从 1918—1988 年 70 年间，先后 10 次登上黄山作画。1986 年，他还在大风大雨中登上巴黎埃菲尔铁塔。法国人劝他：“你年过九旬，不要登吧！”他说：“我是炎黄子孙，不怕风雨。”硬是登了上去。

“动则活”。我国古代有些帝王也懂得这个道理。我国从夏到清 4 000年的历史中，共有封建帝王 300 多个，可以查出生卒年日的共有 209 个，但活到 70 岁以上的长寿帝王只有 8 人，其中活过 80 岁的只有 4 人。他们是：汉武帝刘彻，寿 70；梁武帝萧衍，寿 80；唐玄宗李隆基，寿 78；大周武则天，寿 82；宋高祖赵构，寿 81；元世祖忽必烈，寿 80；明太祖朱元璋，寿 71；清高宗乾隆皇帝弘历，寿 89。其中以乾隆皇帝最为突出，他堪称我国古代皇帝长寿的佼佼者，被古人称为“稀世天子”。乾隆喜欢户外运动，尤其喜好到郊外射靶、狩猎。他亲政以后多次下江南，游历名山大川，到各地走动。他还常年洗汤泉浴。乾隆对自己能够长寿十分得意。他在“七旬万寿”时，特撰《古稀说》，刻“古稀天子之宝”印章。到了 80 岁，他又刻“八征耄念之宝”，作《八征耄念之宝记》。他重视运动，使自己的体质和精神长期保持着良好的状态。当时英国驻中国公使在日记中记载着他于乾隆五十八年（1793 年），到避暑山庄入觐时的情形："观其风神，年虽 83 岁，望之如 60 许之人，精神矍铄，可以凌驾少年，饮食之际，次序规则，严其肃，殊堪惊异。"清宫医案有关乾隆临终脉案的记录也证实，乾隆生前并未患任何疾病，他完全是衰老而死的。

百动走为先——散步有益。散步是人们最平常、最简便的健身方法，可以不受体力、场地的限制，对身心大有益处，也可以说是老年人增强体质、防老抗病的一剂良药。

康德是著名哲学家，他在世上活了 80 个春秋。可是他在童年时，体形却很单薄，有人曾预言他要短命，且不会有大作为，但他却度过了漫长而充满活力的岁月，还从不生病。康德认为，不锻炼器官，如同使用器官过度一样有害。他劝诫人们："要多活动，要自己照料自己。不论天气变化如何，或晴或雨，或暖或寒，一年四季，都要散步。"他一生坚持在哥尼斯堡的街道上散步，且总会在同一时间，留下同样多的脚印。他说："从事你所爱好的事情是最合适的，它会使你忘掉忧愁，赢得快乐。"康德一生未婚，始终过着独身生活。他从柏拉图、笛卡尔、休谟等哲学家的独身生活中，吸取了经验，既不追逐功名利禄，也从不摄取权力；既无家庭生活的欢乐，也无家庭生活的烦恼，将全部身心献给了哲学。他深信独身使他走运，使他摒弃疾病，获得长寿。

朱德元帅也十分重视散步，其方法也颇为讲究。一是持之以恒。他几十年如一日，坚持每天散步，无论刮风下雨，还是严冬酷暑；无论是正常工作日，还是从早忙到后半夜；无论是在北京，还是在外地，每天散步这一条不变。二是散步形式多样化。在正常情况下，朱德一天中，最少有 4 次散步，即起床后、睡觉前及上午、下午工作休息时间。如果赶上开会或者其他情况不能休息时，则早、晚两次散步是不会间断的。一般早、晚散步时间较短，但一有余暇，也可以带上一本书，走一段路，坐下休息一会，读几页书后再向前走，这样可以散步 1 000 ~ 2 000 米或更远些。三是散步达到一定的运动量。只要时间、地点允许，朱德一定使运动达到适当的运动量，即在一定时间内达到相当的速度和相当远的距离。其标准一般是以不会喘、不疲乏、脉搏不超过 100 次/分为限。他常常大步流星，快速疾走，两臂大幅度摆动。四是散步与其他运动相结合。他散步时，注意利用新鲜空气、阳光、林荫、山麓、田野、湖滨、果园、树木、植物园、花园等。有时也结合考察、参观、游览、爬山、约邀朋友谈心等机会散步，力图使散步既达到锻炼的目的，又包括许多情趣。1963 年 1 月 29 日，朱德到达桂林，当听说徐特立老人也在桂林时，就邀徐老一同登叠彩山。那年朱德 75 岁，徐老 87 岁。两位老人不顾年迈，仍去登山，回到住地以后，朱总司令兴犹未尽，挥笔写了首诗：“徐老老英雄，同上明月峰，登高不用杖，脱帽喜东风。”并马上叫人送给徐老。不多时，徐老按朱老总的原韵和诗一首：“朱总更英雄，同行先登峰，拿云亭上望，漓水来春风。”

散步也是文坛许多老寿星喜爱的健身方式。闻名遐迩的学者、传记作家、上海复旦大学教授朱东润先生，活至 92 岁辞世。他生前几十年如一日，坚持散步。他说：“特别是清晨与晚上，空气新鲜，大地清静，漫步于庭院，活动筋骨，还好构思，我的文章不少构思于散步。”为孩子们写了一辈子童话的著名儿童文学作家陈伯吹，晚年时非常喜欢散步，他每天早晨 5 点钟起床，第一件事就是到马路上去散步半小时，等到浑身发热后，才洗漱，用早点。松动松动身子后，开始挥笔。有时外出看电影、办事，他也步行往返。他说：“由于我常散步，经常走路，作息正常，所以身体尚健，还可以为孩子们写点作品。”

还有一些长寿老人，喜欢较长距离的步行和快步行走，这对老年人强健身体和延年益寿也大有好处。98 岁高龄被评为 1988 年北京市健康老人的殷文波，家住门头沟，15 岁时到东四一家店铺里当学徒。他每天凌晨 3 点钟起床，快速步行上班，直到 73 岁退休，从未间断。退休以后，他仍每天走 5 000 米。黎明即起，先扫自家院子，后把门外一条马路打扫干净，然后到河边提水浇花。在海内外文坛享有盛誉的文史掌故作家、“补白大王”郑逸梅先生，也是一位喜欢远足的老人。他通过走路锻炼身体，已坚持 10 多年。郑老先生的腿脚利落，走起路来根本不像是位年过 90 岁的老翁。每逢上街办事，或者去友人家做客，不管路多远，他从不坐车。有时闹市人多，他就绕到僻静的地方行走。由于郑老先生养成了喜欢走路的习惯，不论去哪，从不犯愁，拔腿就走，他风趣地自称是“神行太保”。问其长寿之道，郑老先生笑着说：“这大概和我住的地方有关系，养和即可长寿。”原来，郑先生住在上海长寿路养和坊。

孙毅将军也特别喜欢远足。他是 1933 年的老党员，参加过二万五千里长征。1955 年被授予中将军衔，离休前任总参谋部顾问。1986 年被国家体委授予“全国健康老人”称号。他离休后，锻炼身体的主要方法是天天坚持走路。他说：“锻炼身体各行其道，我不会打球，也不会拳术，打扑克、下象棋更不行，我的秘诀是走路。俗话说：人老腿先衰，树老根先竭。人老从脚下起，一个人，如果能走路，八九十岁不算老，否则，五六十岁也就算老了。人年纪大了，容易产生惰性，走路就是克服惰性的最好的办法。我有一句话：‘健康长寿，始于足下。’这是我 20 多年坚持走路的体会。走路一是要有一定的时间，每天至少 1 ~ 2 个小时；二是至少走 10 至 15 里路；三是走路时，要平心静气，心情愉快，也可以边走边小声唱歌。这样坚持下来，就会感到手脚轻便，耳聪目明。”孙毅老人说，走路的好处很多，它可使老年人活动筋骨、陶冶情操、磨砺意志，长期坚持，必有所得。他说他从走路中已得了“实惠”，赢得了更多的学习、工作时间。他90多岁仍身心俱健。

美国的第一运动是游泳和散步。美国体育用品协会对大约5万名美国人做了抽样调查。调查结果表明，在1988年，美国坚持游泳的人数高达7 110万，占总人数的1/4以上，常年散步锻炼的人数达到6 230万。经常有3万名市民，在住宅附近、街道和购物商场周围漫步健身。目前美国正流行“要步行，不要跑步”的健身箴言，步行正吸引着越来越多的人。作为竞赛项目，棒球、篮球和橄榄球固然在美国极其流行，有“三大国球”之称。但作为个人锻炼身体项目，一般的美国人喜欢的还是容易学习、容易坚持的游泳和散步等项目。

人的衰老是从腿脚开始的，散步正是防止和延缓这种衰老的最佳方式。日本学者探索日本长寿村老人长寿的奥秘时，发现他们都有长期步行的习惯和特点。法国有个名叫“走步爷爷”的老人，身材矮小干瘦，82岁时摔伤骨折，在医生监护下，他手拄拐杖，从法国中部家乡出发，在欧洲大陆徒步行走数千公里。结果，不但折骨痊愈，而且还健康地活到101岁。

英国生物学家哈拉里德说：“走路对脑力劳动者，特别是对进行创造性劳动的人来说，是一种生理性活动的最好方式。”我国北宋时的文学家苏东坡，晚年被降职到边远的广东惠州，政治上的打击使他“形容憔悴，老态龙钟”。他坚持每晚月夜散步，仅半年多时间，就从精神创伤和体力衰退中恢复过来。《儒林外史》的作者吴敬梓，生活在清朝康熙至乾隆年间。他中年时期，生活非常艰难，常常“囊无一钱守，腹作千雷鸣”，“近闻典衣尽，灶突无烟青”。面对贫穷的困扰，吴敬梓性格更倔强，从不去攀官附贵。他住在全椒县的秦淮河边。冬季苦寒，他穿着破旧衣袍，或一个人在秦淮河北岸“翘首行吟”，散步到古台城诸山再返回，或邀几位朋友，“乘月出城南门，绕城堞行数十里，歌吟啸呼，相与应和”。到第二天天亮，进入城西门，独自散步，“夜夜如是，谓之暖足”。这种做法，是他懂得养身之道的缘故，“绕城堞行数十里”，不仅仅是为“暖足”，其真谛在于健康，以适应专心读书、勤奋写作的需要。正因为如此，他在49岁左右最贫寒困苦的时候，才能有较强健的身体，写出了30万字的巨著《儒林外史》。

据说散步与古时候人们为求长生不老而炼金丹有关系。道教认为，人不管贵贱，都有可能长寿成仙，就像黄金百炼不变、永恒不朽一样，人服食了含有金银等金属物的金丹后，也可以长生不老。所谓“服金者寿如金，服玉者寿如玉”，古人非常相信这种说法。秦汉时，尤其是魏晋隋唐时期，炼丹术盛行，留下了数以千计的关于炼丹的著述。金丹服食不能囫囵吞枣，服前先用一种榆酒和乌米酒把它稀释，或做成软丸，然后用水送服。服食金丹后，人会浑身发烧，因此需要不停地走，通过不断地走动把药力发散出来，否则郁积体内，就可能中毒。据说我们今天喜欢的散步这种运动方式，就是因此而来的。当然，用今天的科学来衡量古时候先人的行动，那是十分荒谬的。相传唐太宗李世民，就因服食了某种丹药，腹泻不止而去世。唐宪宗李纯，也是因服金丹而驾崩的。

步行比跑步运动量小，不像跑步那样有可能伤害足、踝、膝关节。相反，它能增强下肢肌肉及韧带的强力与弹性，增加下肢力量。资料表明，步行对人体的心血管系统和神经系统均有十分明显的好处。那么，老年人一天究竟步行多远为合适呢？一些专家认为，如果将步行作为人一天必需的最低运动量，那得走1万步。还有一种观点认为，一天至少步行1小时，按每分钟平均走100步计算，约

6 000步。当然要根据年龄、体质的情况，对于一般健康老人而言，一天步行要在6 000步以上。

根据最新资料证明，用较快的速度走路，对于促进心血管系统的活动能力，提高呼吸肌的功能，降低血液中的胆固醇含量，避免高血压症的发生，都有良好的作用。快速步行与平时走路稍有不同，在速度、频率以及持续时间上都有一定要求。如时间一般要持续半小时左右，速度以每分钟120步左右为宜。快速步行时，身体要略向前倾，双臂自然下垂，协调地前后摆动于身体两侧，全身重量着力于脚掌前部，步态均匀，沉稳而有节奏，着地重力要一致，要显得精神抖擞，矫健轻松，充满活力。在进行快速行走锻炼时，各人应根据自己的身体情况，做到量力而行，只要得法，天长日久，必有良效。

还有些人喜欢在松林中散步。松林里空气清新、馨香扑鼻，漫步其中，会感到气舒身爽、心旷神怡。这是因为松树分泌、挥发出一种芳香物质，这种物质对净化环境、防腐杀菌有显著效果，是许多细菌、病菌，特别是流感病毒的克星。这种分泌物，还能促进人的呼吸系统及人体各种细胞的活性，增强人体的免疫能力。这种奇特的效果，对人的健康大有好处，对老年人来说，效果会更加明显。

还有人主张在小雨中散步，认为在雨中散步，比晴天散步对人体健康更加有益。这是因为毛毛细雨有如“空气过滤器”，可以洗涤尘埃污物，净化环境，使树木更青，花草更鲜碧，路面更洁净，空气更清新。雨水不仅净化城市中被污染的空气，而且在雨前的阳光照射下产生大量的负离子。雨中散步的人，“近水楼台先得月”，能呼吸到格外充足的新鲜空气，负离子能改善人的神经系统的功能，提高心血管和呼吸系统的工作效率，增强骨髓的造血机能，促进细胞的新陈代谢，使人精力充沛、轻松愉快。毛毛细雨犹如天然的冷水浴，对颜面、头发、肌肤进行按摩，令人神清气爽，愁烦俱除。

“饭后百步走，活到九十九”是自古以来人们奉行的养身之道。然而，近年来有些医学工作者认为，从科学的角度来看，此话未必完全正确。有些人特别是老年人，饭后适当静坐或仰卧 30 分钟，然后再做活动或参加劳动，对健康更为有益。这首先是因为人们刚刚吃过饭后，大量食物集中在胃里，需要大量的消化液和血液来帮助消化，这时适当休息，全身的血液就会流进消化器官，有利于食物在胃中充分消化。若饭后立刻外出散步，血液就会运送到全身的其他部位，使胃肠血液供应不足，食物得不得到很好的消化。其次，胃肠消化液在食物的条件反射下，才能分泌旺盛。若饭后百步走，虽然蔚蓝的天空、飘浮的彩云使人心情舒畅，但对食物的消化来说，未必有益。因为此时胃肠会在活动中加快蠕动，而把没有经过充分消化的食物过早地排进小肠，不但增加了小肠的负担，而且食物中的营养素也得不到完全的吸收和消化。久而久之，会引起消化不良和胃肠疾病。当今世界长寿之邦的日本人，就有饭后平卧半个小时的习惯，他们认为，老者和体质虚弱的人，饭后以仰卧休息为好。苏联有个名叫莫斯尼莫夫的老人，活了 168 岁，他每天午饭后休息半小时至 1 小时，然后散步 2 000 ~ 3 000 米，一年四季从不间断。这位老人说，“这样的生活，我记得大概过了 140 年，每天的生活内容都几乎同昨天完全一样。”由此可见，饭后不宜立即百步走，稍事歇息更加能延寿。

以上事实均说明，以劳动和体育活动为主要内容的运动方法，是延年益寿的易行且有效的方法。但这些方法坚持下来，也不那么容易，要有持之以恒的决心和坚忍不拔的毅力。

辩证法告诉我们，认识任何事物都不能绝对化。“生命在于运动”，无疑是言之成理的，但如果只强调这一点，也不够全面。最新

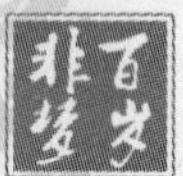

研究资料表明，每个人都有一定的“生存能”，“生存能”释放速度的快慢，决定着寿命的长短。剧烈的过度的运动，往往会破坏人体内外环境的平衡，使一些生理功能失调，加速体内某些器官的“耗损”，加快生命衰老的进程，出现早衰和夭折。国外一家保险公司，在调查 5 000 名已故运动员生前健康状况后发现，其中许多人四五十岁就患了心脏病等多种疾病。运动员的人均寿命比普通人短得多，他们的猝死率也比普通人高得多。其原因也在于此。

相反，人在静养时，新陈代谢率降低，心率也明显减慢，这种低消耗、慢心率的积极效应，必然使生命的进程延长。所以，劳逸要适度，动静要结合，从而维持自身的生理平衡，这才是养生之道。

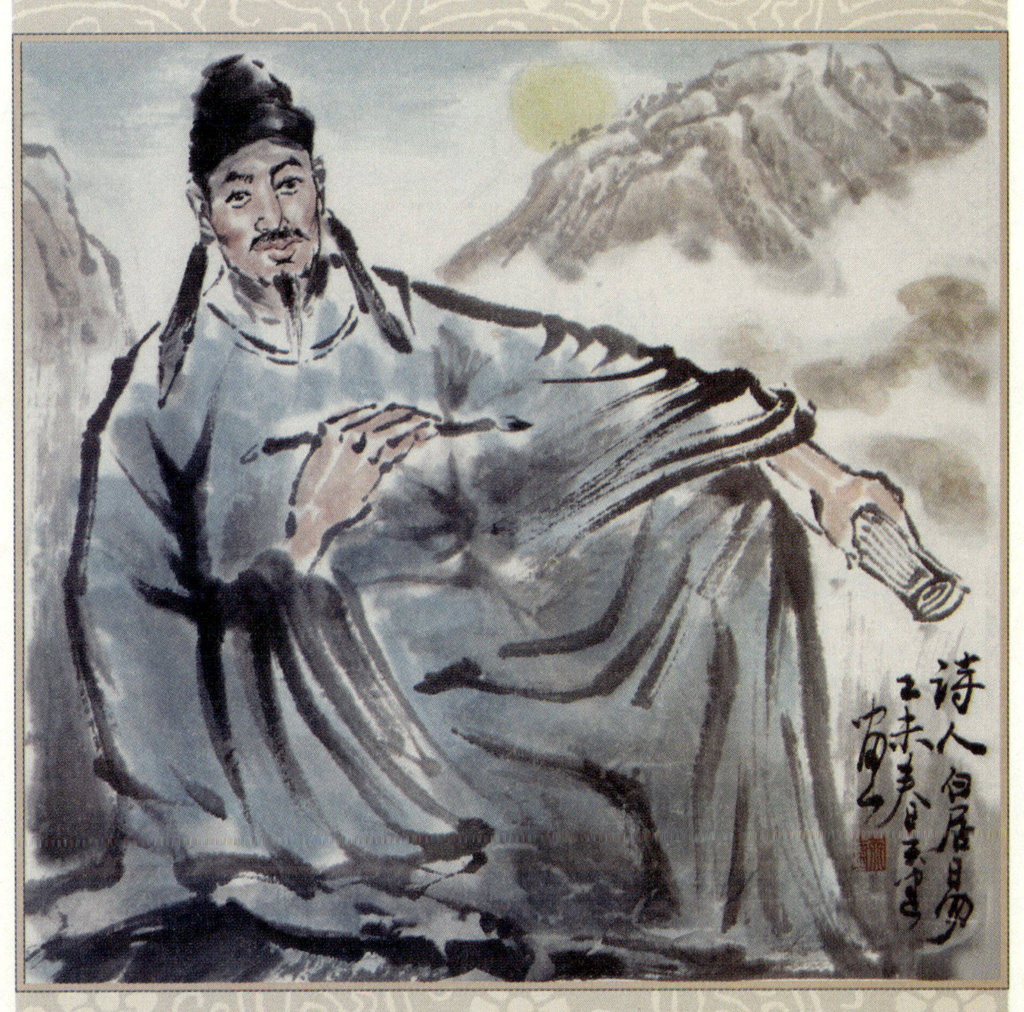

调节好心志，稳定好心情，始终保持乐观向上的情绪，这样一定可以延长自己的寿命。

第五章

健康心态最养生

延年益寿这个话题，自古至今，人们谈得较多的都是如何锻炼、如何调理、如何保养、如何饮食、如何养生。至于心态、情绪对人健康与寿命的影响，则谈得较少。其实，心态、情绪对人的健康与寿命，有着至关重要的影响。心态良好、心理健康、情绪乐观的人，肯定比心态失衡、心理阴暗、情绪恶劣的人寿命长。

中外古籍中，都有历史人物因遭逢重大变故，一夜之间身体垮掉的记载。中国历史上，伍子胥一夜白了头的故事，一直广为流传。伍子胥名员，字子胥。其父伍奢是楚国太子太傅，负责教导太子建。太子建被费无忌陷害，伍奢也受牵连被捕。费无忌向楚平王挑拨道："伍奢两个儿子都很有才干，不杀掉将成为楚国的祸害。你可用他们的父亲作人质，将他们召来除掉。"于是，楚平王派使者对伍奢的两个儿子说："你们若来，我就让伍奢活命；如不来，马上杀掉伍奢。"长子伍尚应召束手就擒。使者来抓次子伍子胥，他挽弓搭箭对准使者，使者不敢上前，伍子胥趁机逃走。楚平王怒而将伍奢与伍尚立即处死。因太子建在宋国，伍子胥便前往投奔。岂料宋国发生内乱，伍子胥只好和太子建一道跑到郑国。到郑国不久，太子建和晋国大夫中行寅联手，打算推翻郑定公，消息泄露反而被杀。伍子胥只好和太子建的儿子公子胜一道，逃离郑国，打算投奔吴国。他们一路被楚兵追杀，历尽艰险，才来到距昭关60里的一座小山下。由这里去昭关，不到一天路程。无奈此关被楚国右司马远越领兵把守，伍子胥若经过，定插翅难逃。

住在山中的东皋公，传说是扁鹊的弟子，他从悬赏令的图像中，认出了伍子胥。他知道公子胜和伍子胥家庭的悲惨遭遇，十分同情，决定帮助他们。东皋公把两人带到自己山中的寓所，盛情款待了7天，却未提及过昭关之事。伍子胥实在忍不住了，急切地对东皋公说："我有大仇未报，度日如年，这几天耽搁在此，真是生不如死。不知先生可有什么好办法，助我们过关？"东皋公说："其实我已为你们想出了一个可行的办法，但必须等一个人来，才行得通。"

听了东皋公的话，伍子胥将信将疑。当晚，辗转反侧，难以入眠。他想不辞而别，又怕过不了关，反而惹祸；若不走，又不知要等到何时，也不知东皋公闷葫芦里卖的是啥药，他究竟有何过关的奇计妙策？他思来想去，卧而复起，绕屋而行，熬了整整一夜。第二天天亮后，东皋公见他，大吃一惊，问："怎么一夜之间，你头发全白了？"伍子胥对镜一照，发现自己乌黑的头发，真的一夜间全白了，不觉悲从心起。愣了一会，东皋公反而大笑说："我的计策可以成功了。我之所以等待，是在等我一个朋友皇甫纳，他和你长得很像。我想让他冒充你，你则化妆跟随，蒙混过关。几天前我已派人去叫他。这两天应该到了。你一夜间白了头，不用化妆，别人也认不出你，就更容易过关了。"当天，皇甫纳果真如期到达。东皋公把他打扮成伍子胥的模样，而让伍子胥和公子胜装扮成仆人。他们一行四人，随众向昭关走去。守关官吏远远望见皇甫纳，以为是伍子胥，便传令兵丁前来缉拿，关口顿时一片混乱，伍子胥和公子胜趁乱出了昭关。等官兵们抓到皇甫纳时，才发现抓错了。东皋公又与守关长官远越交好，此事便未再深究。

伍子胥一夜白头，助其过关，许多人怀疑有演绎的成分。但从医学的角度看，这是完全可能的。人在遭受重大变故，精神高度紧张时，生理机能出现紊乱，新陈代谢发生障碍，正常功能产生变异，人的肌体、器官、细胞突然衰老，甚至死亡的可能的确是存在的。中国历次政治运动，特别是“文化大革命”中，磨难突然降临，当事人一夜之间精神错乱、头发变白、疾病突发的事例，数不胜数。这说明心态和情绪对人的健康有重要影响。心态良好、心理健康、情绪乐观的人，即便遭逢变故、经受挫折，也能镇定自如、安之若素、沉着应对、耐心等待。

要保持良好心态，必须做到胸怀广阔、意志顽强、信念坚定。这方面，邓小平可以说是一个难得的榜样和楷模。他一生曾经历过三次巨大的打击，但他三次都保持了健康良好的心态，沉着应对，冷静观察，耐心等待，一次又一次地走出低谷，达到了新的高度，创建了新的业绩，谱写了政治人物三落三起的从未有过的传奇。

邓小平之所以能“三落三起”，最后健康地活到93岁，和他超越常人的良好心态有密切的关系。和他同时代的许多优秀革命者，都是才华出众、意志坚强的人，但他们在磨难与打击面前，没有邓小平这样的“任凭风雨狂，冷眼看波浪”的超凡脱俗的心态，只能在不解、怨愤、委屈中，过早含恨离世。

世间万事万物的发展变化是复杂的，是由多种因素决定的。人的生命的历程也同样如此，影响人寿命的因素是多方面的，环境、习惯、饮食、遗传等对寿命的影响都不容忽视。但心态、心理、情绪的影响，人们还重视得不够。其实，我国古代医学对心态、情绪与疾病的关系，早就阐述得很清楚。据我国现存的最早的一部医书《黄帝内经》记载：“愁忧者，气闭塞而不行；盛怒者，迷惑而不治；恐惧者，神荡惮而不收。”这说明，各种心态和情绪对人机体会产生不容忽视的影响。良好的心态、平静的情绪，能使机体保持正常的功能；焦急烦躁的情绪，则容易使人的精力消耗衰竭。乐观者长寿，忧隐者夭折。懒惰、委屈、忧郁、猜疑、狂暴、悲伤、妒忌、憎恨、焦虑、愤怒、冷漠等不良心态和情绪，不但是事业的天敌，而且是不利于身体健康的因素，容易引发重病甚至造成死亡；相反，愉快、坦诚、舒畅、满足的心绪，能使生命活力持续增长。一位专门研究“人生延寿法”的外国学者就曾明确指出：“一切对人不利的影响中，最能使人短命夭折的，就是不好的情绪和恶劣的心情。”她认为，不良的心态情绪必然影响寿命。苏联著名心理学家巴甫洛夫曾说过：“一切顽固沉重的忧郁和焦虑，足以给各种疾病大开方便之门。”马克思则从另一个方面阐述了两者的关系，他说：“一种美好的心情，比10副良药更能解除生理上的疲惫和痛楚。”可以看出，他是相信心情与健康有密切关系的。

我国传统医学认为：“怒伤肝，喜伤心，思伤脾，忧伤肺，恐伤肾。”现代医学也认为，情绪的剧烈波动会扰乱大脑的功能，引起机体内生理机体的失调和生物化学因素变化，如瞳孔缩小、血压升高、呼吸或急或慢、消化腺分泌受抑制、血液黏度和构成成分改变，等等，这一系列的失常现象会明显影响健康。

情绪的剧烈波动，即使时间短暂，给人带来的危害往往会延续很长时间。如果放任不良情绪持续下去，对身体的损害将非常严重。

据生物学家研究，影响人寿命的主要原因是心脏的衰老。在一般情况下，人的心脏平均每分钟能跳动72次，以活70岁计算，人的一生，心脏共跳动26亿次。如果在日常生活中，遇事乐观，不忧心忡忡，不牢骚满腹，对生活中的矛盾泰然处之、沉着冷静，情绪不大起大落、大喜大悲，始终保持心态的宁静，则心跳次数稳定，便可减少心脏的负荷，从而获得长寿。

临床心理学家做过一个试验：一个人在大发雷霆的时候，体内会产生一种不良物质，将其注射给小老鼠，活生生的小老鼠一会儿便死去。美国临床心理学家沃克博士说，由此可知，一个人生气或大发脾气时会损伤身体。这种例子在生活中俯拾即是。美国化学家亨特，在一次国际学术交流会上，因有人批评他的观点，盛怒之下脑血管破裂，当场死亡。我国三国时期曾有诸葛亮“三气周瑜”的故事。周瑜恃才傲物、心胸狭窄，由于荆州惨败，加之诸葛亮使人用话揶揄嘲弄，大怒之下，口吐鲜血而亡。林则徐把“别怒”作为自己的座右铭，确实很有道理。

唐代诗人白居易，字乐天，晚年号“香山居士”，后世都称他“白乐天”，在唐代诗人中他享寿最高，比李白、杜甫两位大诗人的寿命都长，享年74岁。在“人生七十古来稀”的封建时代，可谓是高寿诗翁了。其实，白居易幼年多病，家境窘迫，又生逢乱世，命运坎坷，屡遭贬黜，未老先衰。到了不惑之年，方知“人生不满百”，是因“不及得长欢乐”之故，从而开始注重心态养生，培养乐天达观性格，逐渐变成了“乐天派”人物。他曾有诗曰：“四十犹未老，忧伤早衰恶。前岁二毛生，今年一齿落。形骸日损耗，心事同萧索。”“始知年与貌，衰盛随忧乐。畏老老转迫，忧病病弥缚。不畏复不忧，是除老病药。”（《自觉》）诗中有着正确对待老与病的辩证唯物论观点：“不畏不忧”是“除老病药”。这也正是诗人得享天年的思想基础。

诗人垂老作诗不辍，留下了不少以老境为题材的诗篇，如《觉衰》《逸老》《咏白发》《眼暗》等。他退居洛阳后，生活清闲，致力于诗歌创作，并能够节制欲望，“饥寒心惯不忧贫”。不难看出，诗人长寿，是他把自己的心态完全置于潇洒自如的状态之中的结果。告老后，“游春犹自有心情”，“上山仍未要人扶”，又与志同道合的朋友组成“七老会”，到处游山玩水，吟诗作赋，以颐养天年为乐，过着恬静充实的晚年生活。在唐代诗人中，白居易之所以创下长寿的记录，恐怕还多亏他对老境、贫境、困境的“乐天”吧！

我国宋代杰出的文学家苏轼生于1037年，死于1101年，一生历经宋仁宗、英宗、神宗、哲宗、徽宗5个朝代，在当时也算是一位长寿老人。他一生曲折坎坷，迭遭削职贬谪，充军流放，被捕坐牢，62岁时还被流放到“天涯海角”的海南岛。他的一生，大起大落，几起几落，政治上的失意和打击，经济上的困顿，生活上的孤寂，经受天涯沦落的悲苦，是不言而喻的。然而，他并未因此而绝望消沉，对世态炎凉抱豁达态度，常常“扪腹而笑”，“私窃乐之”。他在被贬黄州时，写诗道：“自笑平生为口忙，老来事业转荒唐。长江绕郭知鱼美，好竹连山觉笋香。”他自我解嘲，对贬逐采取淡然的态度。

长寿之道，“开怀”二字。常言说得好，心宽出少年，就是说只要心情舒畅、乐观豁达，就能防病祛病、延年益寿。巴基斯坦罕萨有位115岁的老人，幽默风趣，喜欢开玩笑，孩子气十足，村里人都称他为“老淘气”。有些来访者问他：“您何时开始才自觉是老人？”他说：“到现在还自觉年轻。”

马克思原来身体还比较健康，后来由于妻子和爱子相继病逝，用他自己的话说：“从此在精神方面一蹶不振，在生活方面，多病复加。”因此，他只比妻子多活了10多个月，就与世长辞了。长期忧愁，郁郁寡欢，对健康十分有害，如不设法改变这种心境，必然会导致健康恶化。有人对7 000名美国加利福尼亚居民做了长达9年的调查，发现那些孤独的人，在排除其他因素的情况下，其死亡率和癌症的发病率，比正常人高出2倍以上。英国一学者对255位癌症患者进行调查，发现其中155位精神上受过创伤，长期忧伤苦闷。还有人做过调查：鳏夫和寡妇在丧偶当年的死亡率，比同龄而有配偶者大约高10倍；离婚者在离婚第二年的患病率，为婚姻完整的12倍。

只要留神周围，谁都可以发现，精神乐观的人身体的健康状况要比消沉的人好，即使得病，也比一般人好得快。湖北省对88位百岁老人进行调查发现，属于乐观开朗型的45人，占51.2%；属于安静温和型的39人，占44.3%；属于孤僻忧郁型的只有4人，占4.5%。北京、长沙、长春等地有关部门，在进行人口调查中也发现，长寿老人中，绝大多数性格豁达谦和、开朗乐观，对生活充满信心。他们普遍遇事冷静、情绪稳定，不狭隘、不计较、不暴躁，属宽容大度之人。有的老人常常自找乐趣，保持精神愉快。广东省化州市（原化州县）政协、老干部局、民政局、县医院等单位，于1988年、1989年连续两次对全县的百岁老人进行调查，发现所有的老寿星都是心地宽厚、性格开朗、乐观温和、家庭和睦、邻里融洽的老人。上海市103岁李亚士老太太有三乐：知足常乐，对生活要求不高，吃好一点就满足了；助人为乐，在里弄里为邻居做些力所能及的事情，如分发报纸、扫地、下雨前代收晒在外面的衣服等；自得其乐，同左邻右舍的老人说说笑笑，同孩子逗逗玩玩。因而一直精神饱满，身体健康。

著名作家冰心说："对我来说，保持健康的方法，不是高营养、吃补品，而是一句话，'在微笑中写作'。我写了一辈子，虽然年纪大了，但未停笔，心情总是乐观的，写作令我增加了旺盛的活力。"艺术大师刘海粟也有自己的亲身感受，98岁时他说："我没有什么特别的养生之道，最重要的是做人要宽容大量，豁达乐观，宠辱不惊。这样自然就会随遇而安，心旷神怡。"

在人的一生中，谁也免不了碰到这样那样的困难、挫折甚至厄运。对此，人们尤其是老年人，要学会控制感情，善于调节自己的情绪，喜怒哀乐要很好地抑制，要让自己很快地从某种情绪中恢复平静下来。一些老年学学者和心理卫生学家建议：创造良好的生活环境，搞好人际关系和家庭关系，使生活充满欢乐和谐的气氛。培养良好的心理素质，即加强修养，也就是古人说的“活心之术”，学会以虚心冷静的态度去观察客观事物，找出事物的本质规律，然后平心静气地去分析，妥善、恰当地处理各类事情，以一种宽厚、大度、豁达、从容的态度对待一切。遇到原则问题，说理不发火；遇到非原则问题，忍让加谅解，切忌“心火自生”。当自己暴怒或非常气愤时，可借物律己，转移注意力，或离开现场，使情绪平静下来。也可以针对自己的性格特点，借助于某一事物或某种联想，提醒和约束自己。这些办法常常会收到一定的效果，这对感情易冲动的人尤为有效。当感情爆发为激烈状时，必须先迫使自己冷静下来，然后再理智地加以调节，使情绪“发之于情，止之于理”。俄国文学家屠格涅夫曾劝老人们：“在开口之前，先把舌头在嘴里转十个圈。”这样可以巧妙地控制不良情绪的发展。

要多接触人，常找些朋友聊聊天，尤其多接触情绪乐观者，使自己心胸开阔起来。在生活中，有些老年人长期闭门不出，不和外人交往接触，不找人聊天，听不到人们的欢声笑语，天长日久，性格变得孤僻，精神萎靡不振，食欲减退，进而对周围一切事物漠不关心，以至对生活失去信心，健康状况日渐低下。找知心朋友促膝而谈，寻找安慰与支持，这样能够摆脱不良情绪的困扰，收到茅塞顿开之效。

要笑口常开。“笑一笑，十年少”，这句话是我们的祖先从长期的生活实践中得出的结论，是有科学根据的。一个常带笑容的人，较能保持青春和健康；一个常常愁眉苦脸的人，容易变得衰老和百病丛生。学者们的研究表明，笑的作用是多方面的：笑能消除烦恼、沮丧、紧张和不安，能减轻精神上的压力，减少心脏病和中风的发生。美国临床心理学家沃克博士本人最喜欢开怀大笑，他的体验是开怀大笑，笑到眼泪流出之后，会有一种身心通泰的感觉。

现代医学、心理学研究表明，笑可以通过神经系统给机体各个部分以良好的刺激，可以加速血液循环和调节心率，从而解除烦恼和抑郁。一次“哈哈大笑”，可以使膈肌、胸腔、心脏、肝和肺等器官受到锻炼。一次突然迸发的笑，可以使一个人的脉搏从每分钟60次增加到120次，一旦笑声停止，人体的肌肉就会比开始笑时松弛许多，心率和血压也会低于正常的水平，这些都是紧张解除的特征。挪威一个医生小组经过一系列科学实验证明：3分钟的笑，能顶15分钟的体操锻炼。

笑在人们的生活中占有重要的位置，因而笑的行业也蓬勃发展起来。巴西电话局设有一个专门播放笑话的电话，人们在工作之余，只要拨一下专用电话号码，便可听到令人捧腹不已的笑话，使人顿觉疲劳尽消。该局还每年定期举行一项奇特的比赛，其项目有微笑、含笑、苦笑、冷笑、讥笑、开怀大笑，还有间歇笑、特异笑、自选笑声。参赛者的成绩以“哈”为单位来计算。美国有一所“笑”医院，日本有一所“笑诊所”，均规定病人每天必须大笑5分钟，医生采取各种幽默和滑稽的手段来刺激病人发笑，以治疗各种抑郁症。

我国清代有一首《祛病歌》云：“人或生来血气弱，不会快活疾病作。病一作，心要乐，心一乐，病都祛。心病还将心药医，心不快乐空服药。且来唱我快活歌，便是长生不老药。”这首《祛病歌》是从实践中总结出来的，耐人寻味。

莎士比亚说：“如果你一天之中没有笑一笑，那你这一天就算白活了！”这句话同样值得深思。

心情不好时，可以多吃些香蕉。西方营养心理学家发现，各种情绪的发生，与当时大脑的机能状态和大脑内某些物质浓度的高低有着直接的关系。愉快的情绪，往往与大脑内一种羟色胺的物质有关。

香蕉含有能帮助大脑产生羟色胺的物质，这种物质既能使人快活和安宁，也可以减轻痛苦，还能使令人不愉快的激素大大减少。因此，狂躁和抑郁症患者，以及其他心情不好的人，应当多吃些香蕉。

参加各种体育运动能较好地调节情绪。生理学家研究指出，大脑的左半球，主管思维推理过程和语言表达能力，叫作“理性的脑”；右半球，主管非语言过程和感情，亦称“感情的脑”。运动能消除“感情的脑”因不快而产生的盛怒、抑郁等不良情绪的“兴奋灶”，建立快乐愉悦的“兴奋灶”。因此，通过运动来调节自己的情绪，不失为一种有效的方法。

善良才会快乐，快乐是与善良联系在一起的。一些调查资料表明，不少长寿老人是家庭中无私的奉献者。1970 年苏联人口统计，百岁老人19 304人中，妇女有15 052人，占 77.97%，其中大多数在农村，这些长寿老太太往往是心地善良的贤妻良母，她们不慕名利，任劳任怨，以尽妻子、母亲、祖母的责任而乐。当然，也有许多长寿男士，以尽丈夫、父亲、祖父的责任而乐。

“生命由天赋，寿命靠人为，旷达得高寿，乐天双耄期。”这是我国老年体协主席刘益章在 1989 年健康老人祝贺大会上的题词，可以说是长寿经验的一个总结。

佛门僧尼多长寿，世俗以 70 岁为“古稀”，但僧人活到百岁却不足为奇。佛门的长寿之道是什么？除了宗教方面的因素外，还有一个很重要的因素是“清心寡欲”。佛教反对“贪、嗔、痴”，三者能生无限烦恼，伤神损寿。出家人心无挂碍，圆融通达。僧侣修习禅经，趺坐静室，万缘尽收，摈除杂念，调身、调息、调心，入定后，可以暂时灭却心理活动，达到极好的休息。僧人中多有不卧床眠者，称“不倒禅”，他们只需坐禅片刻，即可消除疲劳。

我国古代养生学的许多著作告诉我们，清静是养生的核心，是长寿的重要条件。古代许多养生学家，不约而同地提出了清静养生论。战国时期的哲学家，享年 83 岁的庄子是著名的代表人物，他提出“清静为天下正”。他所谓的“清静”，就是“平易恬淡”“纯粹而不杂”“静一而不变”。三国时代的文学家嵇康，在《养生论》一书中写道：“清虚静泰，少私寡欲，旷然无忧患，寂然无思虑。”可见他认为，养生的根本在“无忧无患”“无思虑”。

传说中的八仙之一吕洞宾，经考证是山西芮城县永乐镇人，生于唐贞元十四年（798 年），是我国历史上有名的医学家、诗人和养生学家，在人体养生学方面有很深的造诣，曾著有《养性百字诗》《养命百字诗》，他也强调心态的清静。

古人所说的清静，包括两个方面，一是指环境的幽雅安静，二是指心境的宁静恬淡。俗话说：“十个老人九怕闹。”这里所指的闹，包括上述两个方面，特别是因家庭不和、争吵引起的烦躁心情，对老人尤其不利。

“结庐在人境，而无车马喧。问君何能尔，心远地自偏。采菊东篱下，悠然见南山。”这是晋代诗人陶渊明对远离尘嚣、恬静安谧的生活环境和精神境界的描述。他不图荣华富贵，不攀识权贵，弃职归隐，从事农桑，过着清静而又悠闲自得的田园生活。东晋时的女诗人谢道韫也认为，只要离开杂乱喧嚣的环境，生活在“秀极冲青天”“寂寞幽以玄”的山水之间，就“可以尽天年”。

古人清静养生法的核心，或者说最为重要的，是指内在的心理态势，即内心的安静恬淡，才是真正的清静。

古人养生，重在清静。这对渴望长寿的今人，仍然是一条必须遵守的规律。虽然我们今天不可能像陶渊明那样“结庐在人境，而无车马喧”，去过隐居的生活，但是节嗜欲、淡名利、薄功禄则是每一个人都可以做到的。

冰心在她82岁时曾以“淡泊以明志，宁静以致远”为题，总结她的养生经验。她说：“我最喜欢诸葛亮说过的这句话，所谓淡泊，我理解就是一个人对于物质生活不要过分奢求，安于过得清简朴素一些；宁静则是心里尽可能排除个人的杂念，少些私心。这样，人生在世，不为个人和私利操劳所累，把自己的志向同革命事业融合在一起，心胸就会宏大起来。”“一个性格爽朗、心境总是愉快的人，是不会因伤神而伤身的，再加上适合自己情况的经常锻炼，起居饮食养成一定的规律，他（她）终会健康长寿的。”

从医学和心理学的角度来分析，坚定和心安理得，就会博大自如，不受外界干扰，大脑皮层的兴奋和抑制相对稳定，体内的酶和乙酰胆碱等活性物质分泌就会保持正常，还能使脑中激素的释放量增多，收到强化神经活动、加速新陈代谢的功效。

科学家做过这样的试验，将一个单细胞动物放在一个空气充足、营养充分、温度适量、环境比较优越的容器中，同时却不断地震动它，结果小生命没能维持很久。这说明，震动和吵闹对生命活动过程有很大的影响。另一个相反的试验里，用同样的容器来培养同样的动物，并使其在极安静的环境中，结果这种动物同样很快死亡。第三个试验，让接受试验的动物在相同的情况下，按自然规律生活，有动有静，劳逸结合，结果这些动物不仅生长良好，而且寿命很长。科学家还对狗、猫等高级动物进行了类似的观察，发现震动、噪声和其他吵闹可以使动物消瘦和食欲下降，严重时可神经错乱；而过度安静的环境，又会使动物萎靡不振、乏力和食欲减退，寿命缩短。

对于人来说，也同样如此。清静，不等于极度安静。在老年人的生活环境里，需要接触人，常和人聊天，常听到人们的欢笑声；还需要大自然的抚慰，如鸟语花香、潺潺的流水、松涛的呼啸等。优美的大自然交响曲令人心旷神怡，所以自古就有松涛、泉声有益于老人健康的说法。

怎样才能防止过分的“闹”和极度的“静”，损害老人的健康呢？这要从三个方面来解决。一要适应自然界的动静规律。在山区或安静环境中生活的老人，应该常打开门窗，让自然之声响，如风声、雨声、山涧的哗哗声、小鸟的喳喳声等进入耳内。在城镇中噪声较多，应选闹静相宜的环境。老年人的住所，应尽量避免工业、交通及公共场所噪声的影响，有条件的可以多栽一些花草树木，吸引一些鸟类，让它们带来“自然之声”。二是要给老人创造“快乐的生活之音”。家人应经常嘘寒问暖，唠唠家常，使老人生活在温暖的亲情之中。三是老人自己也应有意识地摄取“快乐之音”。包括欣赏音乐和戏曲，还有一种方法是让老人和孩子“玩乐嬉耍”，照顾天真活泼、乳音呢喃的婴幼儿，可使老人感到充实和愉快。

当然，提倡体育锻炼，不能理解为不要静养；提倡静养，也不能理解为不活动、不锻炼。任何极端的做法，都会导致活力减退、器官衰老、抗病力减弱。

古人说：“动、静、乐、寿。”既要动，还要静，且要乐，才有寿，这是我国养生学的概括，是健康长寿的经验之谈。老年人应认真地领会汲取。

总而言之，在任何环境、条件和情况下，都要调节好心态，稳定好心情，始终保持乐观向上的情绪，这样一定可以延长自己的寿命。

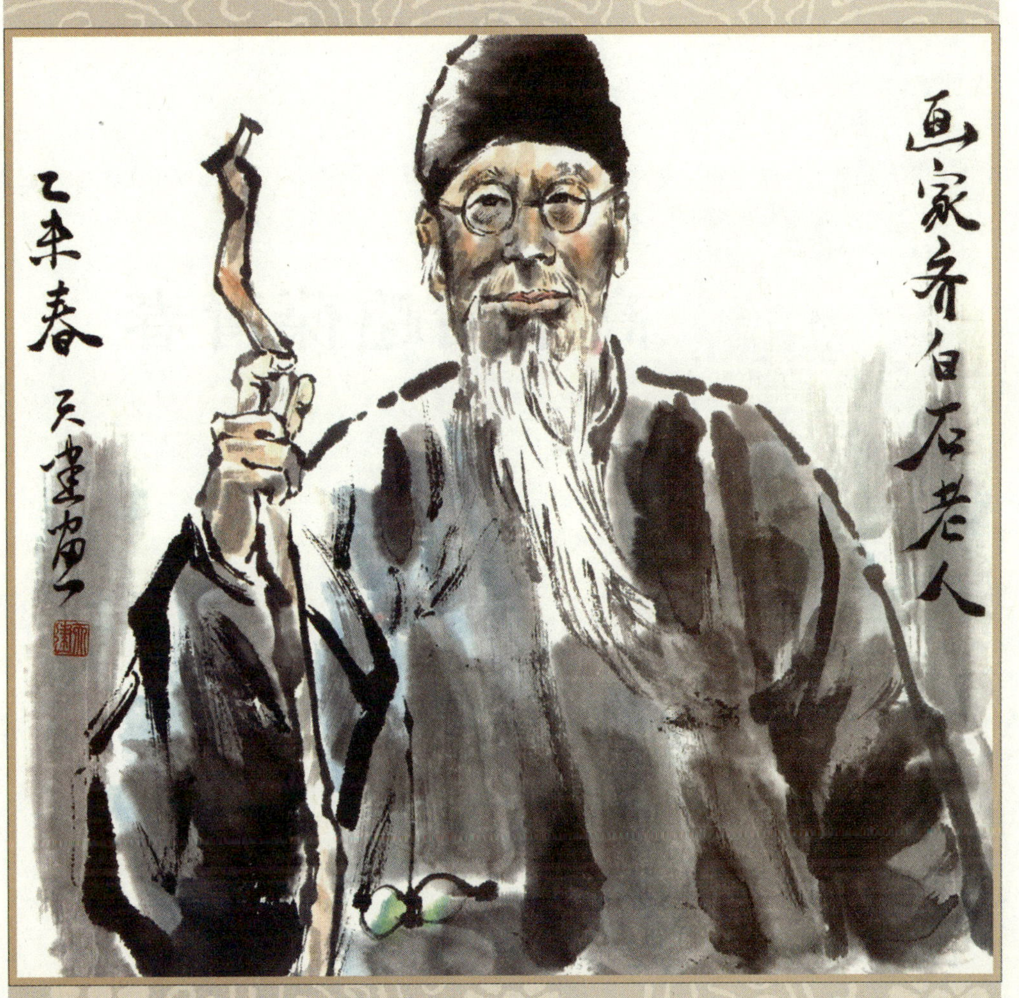

兴趣广泛，情趣高雅，既锻炼身体，又陶冶性情，这无疑是许多老人长寿的一个重要原因。

第六章

高雅情趣葆青春

有益的爱好和兴趣，对人的健康和寿命，也有明显的影响。特别是老年人，有爱好和兴趣的，生活充实，情绪饱满，乐观向上，朋友众多，交游广阔；没有爱好和兴趣的，则枯守家中，歇交绝游，萎靡不振，老态日显，了无生趣。当然，兴趣爱好必须是有益的、健康的。不良的兴趣爱好，如赌博、吸毒、嫖娼等，非但对健康无益，而且会伤身折寿。

如今，不少人退休以后，以书法作为自己的主要爱好，每天非练几小时才踏实，空闲时还常和同好者切磋技艺。这是非常健康有益的兴趣和爱好，长期坚持，有利增寿。书法，是我国独特的传统技艺，被人们誉为“中华瑰宝”。中国历来有“书画人长寿”之说，许多老年人得益于此。有人对东汉至清末的152位书法家的年龄进行统计，发现他们的平均寿命高达78岁，其中隋唐之际的虞世南终年81岁；唐代书法家，书《九成宫醴泉铭》的欧阳询85岁；书《玄秘塔碑》的柳公权88岁；明代的文徵明活了90岁。我国历史上的陈霸先、武则天两位帝王，都是书法家，平均寿龄69.5岁。清乾隆皇帝酷爱书法，每天坚持写字，高寿89岁。有人将明清两代的著名书法家同高僧相比较，发现在23人中，书法家平均寿龄79.9岁，而高僧平均寿龄为66岁。近代沈伊默、孙墨佛等11位书法家，平均寿龄为77岁，其中七旬以上的有9位。

上海书法家苏局仙，于光绪八年十二月（1882年1月）生于上海，与鲁迅先生同庚，是前清科举秀才，一生以培育英才为己任，循循善诱，诲人不倦，执教桑梓40余年，桃李增华，人才辈出。新中国成立后历任上海市文史馆馆员、南汇县（现已划归上海市浦东新区）政协委员、中国书协会员、上海市书协名誉理事等职。苏老幼年时体质虚弱，除注意参加体育锻炼外，还坚持天天练字，持之以恒。1978年“全国群众书法竞赛”，他的《兰亭序》行书，荣获一等奖。《兰亭序》出自“书圣”王羲之笔下，是一幅书法、文采并丽的杰作，其真迹已经失传。苏老说：“予学书法也晚，25岁始学唐人颜、柳楷书，断断续续地学到50岁，方悟写字先须识字，遂学《说文解字》诸篇。进而及于金石、大篆、汉隶，循环往复，又30年。年80始学今草，曾因天资低，学历浅，迄无一成。93岁时，右足跌伤，坐卧一室之中，学临《兰亭序》，至今不废。”苏公104岁时，双目患白内障，右眼近失明，腕力已减，仍在写字，坚持不懈。他说：“练书法也是长寿之道啊！”

书法家孙墨佛生于清光绪七年（1881年），祖籍山东，早年曾参加孙中山先生在广州的革命运动，活到105岁。孙墨佛老先生有一根重达4公斤的铁拐杖，这根拐杖是德意志民主共和国的鲁尔钢铁厂专门为他制作的。孙老先生的一些学生见他年纪这么大了，实在不忍心让他用这么重的手杖，便请雕刻工人给他特制了一根檀木的轻便拐杖，让他早释重负，可他就是不肯换，仍用他的铁拐杖。他对弟子们说：“写字人静气舒，可使血脉豁然贯通，磨墨运笔，需要力气。我的高龄，我的书法，就靠这根铁拐杖来助我一臂之力了。”这时学生们才知道孙老先生百岁高龄，仍坚持用铁拐杖，原来是为了锻炼臂力、腕力、手功和指功。孙老每天清晨即起，磨好一池墨，挥毫1个时辰，写几百字行草。早餐后翻阅报刊，然后就开始静心养神。他为追求书法艺术的意境，在临池中度过了古稀，在挥毫中逾越耄耋，数十年如一日，专心致志。孙老 105 岁，仍天天挥毫，他说："我的长寿之道就是写字，以书善性。"如今，在雄伟的人民大会堂里，还有他书写的一副对联："春回大地千山秀，日暖神州万木荣。"

百岁老人许德珩热爱书法，写了一辈子字，一生与书法做伴。许老出身于书香门第，从小就用大字写《幼学琼林》《诗经》《左传》。再大一点，便帮着父亲抄写文稿了。五四运动中，许德珩受学校学生会的委托，起草并书写了著名的《五四宣言》，墨迹至今仍在，不失为书法佳品。新中国成立后，繁忙的政事之余，读书、作诗、写字，是他不变的嗜好。许老不抽烟、不饮酒、不吃补品、不打牌下棋，甚至对听戏看电影也无兴趣，唯独喜爱书法。他身边有八件宝：纸、墨、笔、砚，《书谱》《十八诗抄》《唐诗三百首》和听新闻用的半导体收音机。即使住院治疗或到外地视察工作，他也不忘把这八件东西带上。许老常对儿孙和身边的工作人员说："字在一定程度上可以反映一个人的学识和才能，你们一定要练好中国字。"在历代书法家中，许老喜欢临王羲之、柳公权、赵孟頫的法帖，但最喜欢的是唐孙过庭撰写的书学论著《书谱》。许老 90 岁以后，每天总要写一段《书谱》，有时工作忙，抽不出空来，就第二天补写。他写字用气用神，写完一幅，常常大汗淋漓。1981 年，中国书法家协会成立，许老被协会聘为名誉理事，他对这一荣誉非常珍惜，尽管他当时已经高龄，仍热心参加协会活动。他总说自己是个书法"票友"，当别人夸赞他的书法作品，称他为书法家时，他总是摆手说："我只是个书法爱好者，不能算是一个书法家。"1986 年初，许老因病住院后，已无法站立了，但他仍忘不了书法，坐在病床上，让孙子把两个沙发垫放在腿边，然后再搁上一块玻璃板，他就在上面写字，很明显，许老期颐人瑞得益于书法。

书法是室内健身运动，也是融体力和脑力为一体的运动。在挥毫运笔时，将全身的气力和大脑的思维集中运用于笔端，排除一切干扰和杂念，全神贯注于书法艺术境界之中，静中有动，外静内动，动、静、乐融为一体，起到同太极拳和气功相类似的良好作用。古代大书法家欧阳询曾强调，写字时要“莹神静虑，端己正容，秉笔思生，临池志逸”。这里强调的“静虑”，与练气功时思想集中、意守丹田是极为相似的。练书法时，双脚站稳，挺胸吸腹，双肩放开，头脚端正，不断地运动着指、腕、臂、肩、胸、腰、臀、腿、颈等部位，各部位用的力气有先有后、有大有小，各不相同。一笔一画，有刚有柔、有快有慢，协同一致。时而大笔纵横，时而轻轻带过，全身牵动，气沉体松。这有助于锻炼中枢神经，调节呼吸系统，运用活动腕、指关节。

专心致志写字，可使人心情舒畅、乐而不疲，促进血液循环，调节心血管机能，有助于治疗高血压、心脏病。尤其是书法中的草书，则更能够倾泻感情。老书法家赵默僧说过这样的话：“如果每天坚持写字一小时，就能锻炼意志，促进健康。”郭沫若的夫人于立群就是运用书法恢复健康的。毛主席曾写信给她：“你的字好，又借此修养脑筋，转移精力，增进健康，是一件好事。”陈毅同志也为她题词：“立群同志运用书法恢复健康，这是重要的创举，值得我们学习。”朱德委员长在75岁时，右臂严重酸麻疼痛，针药无济于事，他就以每天写毛笔字作为治疗手段。他悬肘运腕，直至感到疲劳时为止。没多久，右臂不麻木了，以后竟再也没有复发过了。

有的疗养院曾把书法、太极拳和钓鱼作为治疗神经衰弱的方法，进行比较。其结果是，无论从效果上，还是从速度上来说，书写毛笔字都是最佳疗法，受到老人及患者的推崇。

绘画也是令人心情舒畅、使人长寿的艺术。尤其到野外欣赏自然，写生作画，把散步和绘画结合起来，更令人兴趣盎然，更有益于健康。古代、近代、现代，画家长寿者也很多。元代画家黄公望享年85岁，近代画家吴昌硕享年83岁，张大千享年85岁，齐白石、何香凝都是享年94岁。现代画家刘海粟、舒同等，都已接近或者超过90岁高龄。国画大师朱屺瞻，1990年3月12日在上海美术馆举行了“百岁画展”。著名国画家、安徽省书画院名誉院长肖龙士，活了101岁。

2011年才辞世的110岁的画家晏济元，别号素贞老人，生于1901年，是中国美术家协会会员、重庆国画院名誉院长，曾任重庆美术家协会副主席。他20世纪30年代即已成名，因其高寿，被人称为“百岁画仙”。在近一个世纪的艺术生涯中，他同郭沫若、张大千、于右任、何香凝等人都交情深厚。他是开飘逸洒脱之晏氏画风的一代宗师。其画不仅在国内影响甚大，在美国、日本、新加坡等国家和港台地区也有广泛影响。毛泽东70寿辰时，晏济元应郭沫若之请，作国画《红日青松图》以赠，深受毛泽东喜爱。晏济元之所以长寿，与其一生以画为友有密切关系。他7岁就跟父亲识字学画，每天早饭后的第一件事就是拿起画笔作画，100多年没有间断。作画需要高度集中注意力，运笔时画笔与呼吸也要协调配合，形成精神、动作、呼吸的和谐统一。所以，有人把绘画比作“艺术气功”。晏济元就自称是“艺术气功”的最大受益者。为了提高绘画技巧，他一生常到野外写生。99岁时，还远赴云南观虎跳峡、登玉龙雪山；101岁登华山；102岁登泰山。多年的采风写生，锻炼了他健康的体魄。105岁，他还行动自如，不用人搀扶；108岁时，还能作画治印。平时他也重视养生，每天的作息和时钟一样规律：7点起床，午饭后小憩，晚上9点入睡。他不沾烟酒，睡前沐足，起床让保姆梳个发髻。他信奉“留长发不感冒”。饮食上，他和许多口味清淡的老人相反。

他爱吃红烧肉、回锅肉，素食则酷爱豆腐、番茄。他爱美食却不多吃：早餐一个鸡蛋、一杯牛奶或咖啡、一个叉烧包；午餐番茄汤、豆腐、青菜心、红烧肉或回锅肉，外加一小碗米饭；晚饭吃些小菜，喝碗汤，再加一杯牛奶。除外出写生外，他每天散步，闲暇时养花种草。他从不服老，在 99 岁那年，曾一口气爬了 150 级台阶。他一直相信自己能活 100 多岁。也许正是不服老与自信，让他活到了 110 岁。

英国长寿首相丘吉尔活了 91 岁。他是一位多才多艺的人，既是出色的首相，又是很有造诣的画家。1940 年，他在当选议员 40 年后出任首相，担负起抗击德国法西斯的重任，淋漓尽致地发挥了他的政治才干。他那象征胜利的“V”形手势，后来风靡全世界。当时，无论是在伦敦遭受空袭，还是在前线，他的镇定都使人震惊和钦佩。1945 年，丘吉尔辞去了首相职务，以后曾一度中风。但他坚持锻炼，坚持作画，最终恢复了健康。他曾匿名寄两幅画给皇家美术学院，不仅被接受，他本人还当选为名誉院士。他的一生留下了不少有价值的绘画作品，还写出了不少鸿篇巨制。

写字、绘画能陶冶情操，修身养性。人到老年，往往会发生某些性格的变化，如果把能力和情趣转移到练习书法和绘画中来，就可以防止这些毛病，或者抑制这些毛病的发生，培养自己磊落大方、儒雅恭谦的品格。

由此可见，寄情书法绘画，集中注意力于笔端，将忧愁弃之于一边，常年坚持，延年益寿，绝非虚传。

读书学习也明显有利于老年人的延年益寿。多读书不但能增添人的知识和情趣，而且能使人精神振奋，情绪乐观，积极向上，生活充实，思想开朗，从而把忧愁烦恼、孤独寂寞、沮丧无聊等不良情绪抛到九霄云外。学习的乐趣，是一种天赐的幸福。金圣叹评《西厢记》，不断拍掌叫绝，喜悦之情，难以自制。袁宏通读书，对古人之意如有一二悟解处，常叫号跳跃，“如渴鹿奔泉”。法国哲学家马勒·布朗士读笛卡儿的《论人》时，快活得心头直跳，难以平息。

读书看报，吟咏诗词，是老年人锻炼用脑的一个好方法，能迫使脑子转动起来。学者们发现，勤于用脑、思维活动多，对提高智慧、增强体质、延缓大脑神经细胞的衰老有很大帮助。根据世界卫生组织的资料显示，脑子不用就会发生“废用性萎缩”，而凡有丰富的脑力活动，进行创造性劳动，博学多才，境界开阔，少虑得失，精神集中，生活有规律，对工作满意之人，往往能够长寿。例如，著名科学家多数都享有高寿。伽利略活了78岁，牛顿活了85岁，达尔文活了73岁，爱因斯坦活了76岁，富兰克林和爱迪生都高达84岁。著名的数学家、哲学家罗素，一生从事脑力劳动，健康地活到98岁。我国上海曾有位百岁诗翁葛祖兰先生，他从事研究日本传统文学即富有民族特色的一种古体诗句——俳句，数十年孜孜不倦，1984年日本新闻社为他颁发了奖状、奖杯，福冈市长曾亲自登门拜访了这位年逾百岁的诗人，而且认为百岁老人能创作填词在世界上是少见的。

苏联科学家曾对已故的将近2.9万名不同国籍的科学家、作家、工程师、作曲家、画家等进行研究，发现从事创造性的脑力劳动的人，平均寿命要远远超过其他人。19世纪，欧洲对400名著名的脑力劳动者做了统计，他们的平均寿命比当时欧洲的一般人要高15岁左右。还有一些科学家在日本、冰岛、瑞典、西班牙等地，通过调查证明，人衰老的原因之一是肌体的适应能力下降，而机体适应能力的下降，是由于神经活动机能衰退所致。神经活动机能衰退，必然导致防范疾病、抗御病害能力的衰减。

有的学者指出，人的大脑皮层细胞有140亿个，这些细胞诞生后就不再繁殖。大约自 20 岁开始，每天有 10 万个脑细胞死亡，40 岁以后，一天要死亡 10 万 ~20 万个。人到 100 岁，脑细胞还有 100 亿个，而通常人们启用的脑细胞只有 1/10，到 120 岁以后，脑细胞才会降到一半左右的水平。这时才容易频发其他疾病，促使脑细胞部分死亡。实验结果还表明，大脑的发育，除了需要良好的遗传素质和保证充分的营养供应以外，还需要各种各样的刺激，这种刺激包括学习与思考等诸方面的脑力运动。科学家把刺激当作大脑发育的一种非常重要的“营养剂”，这种“营养剂”越多，神经元突触就越多，脑重量就能达到正常或超常水平，智力发育就愈好，这就是“脑子越用越灵”“多想出智慧”的理论依据。脑子动得越多，智力开发越充分，就越有益于长寿。

诗词有的写景抒情，有的富于哲理，且都具有音韵，无论读或吟，都会使人感到意境优美、心情愉悦，也能调节人的情绪。潜心于此，乐在其中。孔子曰“朝闻道，夕可死也”，是何等快活。上海长寿老人书法家苏局仙，年逾百岁，不仅字写得好，而且填诗词、写对联的艺术功底也很浓厚。他 60 岁时开始学诗、写词。第一首诗就是《六十抒怀》。以后，他每天至少写 1 首诗，有时要写 10 首，日积月累，写诗 1 万多首，已集成“诗集”多种。上海邵亦群，也是九旬老人，他于 1956 年开始写诗，几十年未间断。在他 75 ~84 岁这 9 年间，曾陆续到全国旅游，足迹遍及各省、市风景胜地，写了游记诗 422 首，印行《邵亦群记游诗草》一书。

养花种草、集邮集石、观赏金鱼、欣赏音乐等多种爱好，也有益于老年人身体健康。花草馨香，飘溢于室；邮票五彩缤纷，意趣盎然；音乐优美欢快，缭绕回旋。这些既能使老年人增添生活乐趣，又能使老年人神经松弛、心情愉快、增强体质、减少疾病。

心理学家认为，绿色可以缓和神经紧张，使人安静，可以调节视神经，保护视网膜。看着绿色植物，如同服用一味镇静药。清代著名诗人、文学评论家袁枚，活了82岁，享有“一代文星兼寿星”的美誉。他的卓越成就和健康长寿，与他喜爱花木不无关系。他40岁左右辞官归家，在南京小仓山构筑随园。写作之余，亲自种花养草，美化环境，“或栽雨后花，或铲风中草”。建成随园后，他常于早上、晚间到秀丽花丛中漫步浅吟，流连忘返。花香使他襟怀舒畅，飘飘欲仙。清朝著名养生家曹廷栋在“老老恒言”中倡导，老年人在院中种植花木数十种，不求各种异卉，四时不绝便佳。已故著名作家老舍生前爱花成癖。他在《养花》中写道：“我总是写了几十个字，就到院中去看看，浇浇这棵，搬搬那盆，然后回到屋中再写一点，然后再出去，如此循环，把脑力劳动与体力劳动结合到一起，有益身心，胜于吃药。”这是老舍先生养花健身的经验之谈。

集邮也是一项有益的活动。俄国生物学家、医学家巴甫洛夫称，集邮是一种极美妙的积极的休息方式。他说：“一个脑力劳动者应该培养一种爱好收集的习惯，借以转换他的注意力，从而使他的神经系统及时休息。”他认为，用来集邮的时间，是“充满了真知和发现的最好的休息时间”。有一回，巴甫洛夫对他的医生风趣地说：“邮票对我的健康所起到的作用，比你给我的嗅剂还要好。”集邮能使人从思维的紧张中迅速安静下来，精神暂时松弛，大脑相对休息，从而使人心情舒畅。美国有一位著名的土木工程师约翰·波斯特，妻子逝世后，曾一度悲痛欲绝，愁闷少言，使本来强健的身体垮了下来。后来，医生建议他集邮。他常为收集一张称心如意的邮票到处奔波，更常为寻求到梦寐以求的珍品手舞足蹈，乐而忘情。结果，忧愁在不知不觉中消失了，体质在愉快的心境中逐渐强健，年逾80还精神抖擞地来到施工现场。波兰有位参加过第二次世界大战的老人，患了奇痒难忍的神经性皮炎，久治不愈。在疗养院里，医生为他开了一个奇怪的处方："收集与你自己一生有关的邮票。"老人遵照医生的嘱咐，悉心集邮，收集了一本厚厚的关于战争与和平的邮票。这本邮票集于1983年参加波兰全国邮展，荣获金奖。当他高兴地领奖之时，奇迹出现了，他的病竟不治而愈。波兰外科医生在开给骨折病人的处方中，就有集邮的内容，鼓励骨折病人在病床上集邮，让他们忘掉手术后用石膏固定的痛苦。目前，许多国家的医生，都用集邮疗法来治疗疾病，并把它列入心理疗法的科目之中。

集邮可把邮票作为认识世界的窗口，可以学习知识、丰富生活，也可使老年人的精神有所依托，增加生活乐趣、增进身体健康、延年益寿。这已成为不争之事实。

还有些老人以集石为乐。沈钧儒老人一生喜欢石头，他所收之石，"不但拥有百域，而且囊拓四海"。他赋诗曰："吾生尤好石，谓是取其坚。掇拾满所居，于髯为榜焉。"沈老长髯飘然，天庭微突，貌如南极寿星，享年九十有余。1989年底，新华社有一则报道：沈阳市沈河区有一位名叫富月泉的老太太，自称"石头老人"。60多年来，她收集石头逾万块。她藏石不讲究形、色、怪、珍、全。这些石头来自全国各地，南起海南岛，北起黑龙江，东起长白山，西止金沙江，可谓集中国石头之大全。富老太身体健康，性格爽朗，白天伴石默想，夜晚抱石而眠。她曾挑选2 000多块石头捐献给大连自然博物馆，国家地质矿产部曾多次派专家看望她。

金鱼种类繁多，姿态奇异，雍容华贵，雅艳兼收，素有"金鳞仙子""水中花朵"之称。老年人养些金鱼，时而换水饲养，时而置缸摆磬，做些轻微的劳动，既可以点缀居所，又可以增强体质，于身心健康也十分有益。

音乐与生活水乳交融，美好的乐曲不仅丰富精神生活，而且也有增寿延年的功效，这从许多音乐家都享高寿就可以看出。著名的

《茶花女》作曲者威尔第，享88岁高龄。法国大钢琴家玛格丽特·普勒沃特，104岁还能抚琴演奏。一生从政的英国前首相希斯，他终生未娶，但生活过得丰富多彩。他爱好广泛，善绘画，喜旅游，周末用一两个小时修剪庭院里的花卉，且尤其擅长音乐。他收藏了成千的唱片和录音带，时常在家里弹琴，还指挥过大型的交响乐团。他年近八旬时仍很健康。

兴趣广泛，情趣高雅，既锻炼身体，又陶冶性情，这无疑是许多老人长寿的一个重要原因。

“清江一曲抱村流，长夏江村事事幽。自去自来梁上燕，相亲相近水中鸥。老妻画纸为棋局，稚子敲针作钓钩。但有故人供禄米，微躯此外更何求。”这首诗名为《江村》，是唐代大诗人杜甫论养身之道的一首佳作。这首诗告诉人们，有了病以后，不要精神不振，更不要失去生活的信心，自寻烦恼，而要到环境幽静的地方去散心解闷，看一看自由自在的飞燕，相亲相爱的鸟鸥，寻找生活的乐趣，这样便可以心悦而去病。除了吃药以外，还可以下棋以怡心，钓鱼而抒怀，这些有益的运动，都有利于人的身心健康。一个人只要身心健康，就不必去追求其他身外之物了。

这首诗对所有的老年人都十分有益，当然也要看到它的历史局限性。如今，老年人不仅可以种花、养草、下棋、钓鱼，还可以跳迪斯科、集邮、听音乐等，使晚年生活过得丰富而充实。这对健康的补益，远胜于各种养生补品。

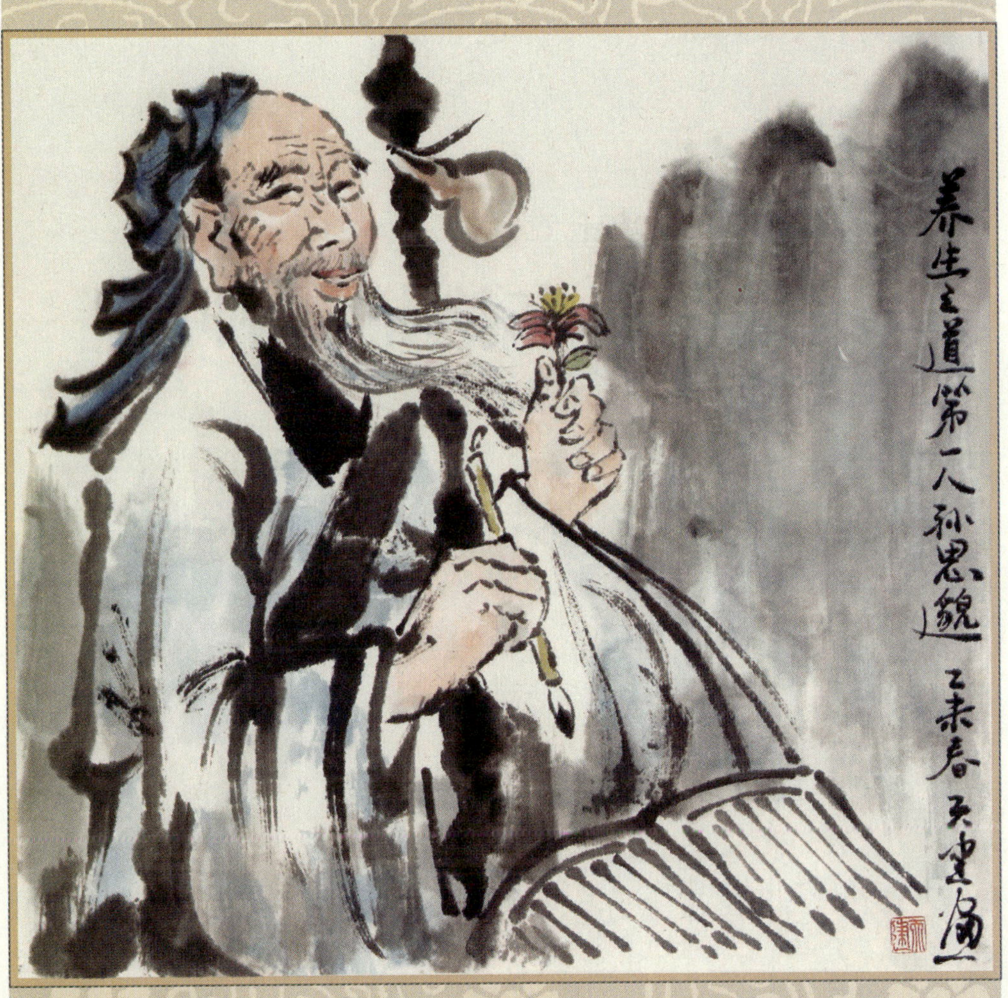

古今中外许多长寿老人摸索出了一些很好的保养身体的方法，这些方法自成体系，简单易行，卓有成效。

第七章

长寿绝招各神通

古今中外许多长寿老人，在总结前人养生经验的基础上，结合自己的生活体验，都摸索出了一些很好的保养身体的方法，这些方法自成体系，简单易行，卓有成效。

孙思邈是我国自创养生之道的第一人。他是唐代京兆华原（今陕西铜川耀州区）人。他年少时身体很不好，经常得病。父母为给他看病，几近耗尽家财。因为常生病，18 岁时他便开始遍读医书，钻研医术，进步很快。20 岁时便可为人号脉治病。他除了学习中国古代医学典籍外，还十分重视搜集民间的偏方秘方。他注重临床经验的总结，在长期医疗实践中，进行了大胆的探索，对各种疾病都能有效诊治，有 20 多项成果开创了我国医药学史上的先河。在救死扶伤的同时，他把毕生的精力都用在中医药的研究上。为了寻找珍稀的中草药，他的足迹踏遍了峨眉山、终南山的山岭沟壑。有一段时间，他还隐居在太白山等地，集中采集中草药，同时进行临床试验。他和张仲景一样，是中国全面系统研究中草药的先驱者，对我国中医药的发展有不可磨灭的贡献。

孙思邈一直提倡医生要有医德，他自己就是医德高尚的典范。他认为，医生须以解除病人痛苦为唯一职责，其他则“无欲无求”，对病人一视同仁，“皆如至尊”，“华夷愚智，普同一等”。他身体力行，一心赴救，不图名利，用毕生精力实践自己的医德思想，是我国医德思想的创始人。他现今也被西方称为“医学论之父”，是与希波克拉底齐名的世界三大医德名人之一。

孙思邈在学习前人经验的基础上，长年坚持总结归纳自己行医采药的体验和心得，撰写了大量著作。特别是晚年，他隐居在家乡京兆华原的五台山专心立著，直至年过百岁，犹未停笔。穷其一生，他共著书 80 余种，其中《千金要方》和《千金翼方》影响最大。这两部巨著共 60 卷，合称《千金方》。它们是唐代以前我国医学成就的系统论述，被誉为我国最早的一部临床医学百科全书，对我国医学的发展影响至为深远。孙思邈千百年来一直受到人们的崇拜，他在世时，唐太宗曾召见他，称赞他是“有道之人”，“凿开径路，名魁大医。羽翼三圣，调和四时。降龙伏虎，拯衰救危。巍巍堂堂，百代之师”。民间将其尊为“药王”。如今，我国各地都有纪念他的祠堂。他的家乡陕西省耀县孙家塬村，仍保存着孙思邈的诞生遗址、幼读遗址、药王墓及孙氏茔园、药王碑苑、药王祠堂。

孙思邈 20 岁就开始研究道教经典，《老子》《庄子》等道教典籍，无所不通。壮年在精通道教学问的基础上，又开始重点探索养生术。孙思邈逐渐成为道教一位地位很高的人物，被称作孙真人。他擅长阴阳、推步，善于辨证施治，在当时便被人视作神仙。他靠自己总结出的养生术保养身体，得到当时匪夷所思的长寿。唐太宗即位，召他入京时，见他年近六旬，容貌气色、身形步态，都和青年人一样，十分感叹，赞道：“有道之人，真是值得人们尊重呀！像广成子这样的人物，原来世上竟是有的，怎么会是虚言呢？”

他究竟生于何时，活了多长时间？至今没有定论。可以肯定的是，他一定活了 100 多岁。有典籍记载他生于隋开皇元年（581 年），卒于唐永淳元年（682 年）。也有人从两唐书中的记载推断，孙思邈应在公元 560 年出生，享年在 120 岁以上。还有人考证有关史料，认为孙思邈生于公元 541 年，享年应为 141 岁。此外，还有人认为，孙思邈享年164～165岁。

孙思邈崇尚养生，且身体力行。他将儒家、道家及古印度佛家的养生理论相结合，提出了许多切实可行的养生方法，时至今日还在影响着人们的日常生活。如他主张人心态要保持平衡，不要一味追求名利；饮食应当有所节制，不要暴饮暴食；气血应注意流通，不要懒惰，呆滞不动；生活要起居有常，不要违反自然规律；等等。

孙思邈信奉道教，所以后世多称其为真人。道家极看重人的精、气、神，把这视为人身三宝。他特别主张要注意饮食，特别不能夜间大吃大喝。要节“五辛”，按古人的意思是指“不使五味偏伤”。“五辛”可作为“饮食物”的泛词，节“五辛”就是要节制饮食，注意饮食卫生的意思。

据孙思邈《千金要方》记载：三国时期有位百岁老人叫皇甫隆，精通养生之道，年过百岁，而体力不衰，颜色怡悦。曹操致信他，请教养生之道：“闻卿年出百岁，而体力不衰，耳聪目明，颜色和悦，此盛事也。所服食施行导引，可得闻乎？若有可能，想可密示封内。”曹操认为，一切生物都有生必有死，人也不可能逃脱这一命运；但另一方面，他又认为，“养怡之福，可得永年”。他主张通过养身怡性，达到延年益寿的目的。

皇甫隆于是向他上疏介绍养生之术：“臣常闻道人蒯京年已一百七十八岁，而甚丁壮。言人当朝朝服食玉泉，琢齿（即叩齿），使人丁壮有颜色，去三长而坚齿。”并解释说：“玉泉者，口中唾液也。”唾液，古代养生家称之为“玉泉”“甘露”“金津玉液”“琼浆”等。唾液多，人的津液充盈，才能健康长寿，这就是皇甫隆告诉曹操的妙方：叩齿漱津。

孙思邈之后，也有不少长寿老人，在学习前人经验的基础上，自创了不少养生秘诀。清朝乾隆皇帝就是比较有代表性的一位。乾隆活了89岁，在位60年，又当了3年多太上皇，是中国封建社会帝王寿命最长、在位最久的一位。乾隆皇帝何以长寿？据一位赫赫有名的清朝内廷老医师的后裔透露，他的长寿秘诀概括起来16个字：

吐纳肺腑，活动筋骨。

十常四勿，适时进补。

所谓吐纳肺腑，即每天天刚亮就起床，不睡懒觉，早餐前多做深呼吸运动，并持之以恒。

所谓活动筋骨，即多参加体育活动，积极锻炼，增强抗病能力。乾隆喜欢户外运动，尤其喜好到郊外射靶、狩猎。他亲政后多次下江南，游历名山大川，到各地走动，当然，这里包含政治的需要。

所谓十常四勿，十常即齿常叩、津常咽、耳常弹、鼻常揉、睛常转、面常搓、足常摩、腹常旋、肢常伸、肛常提，四勿即食勿言、卧勿语、饮勿醉、色勿迷。

齿常叩：每天清晨睡醒时，叩齿。其方法是闭唇，上下牙咬合碰撞，用力中等、均匀，每回30~40次，早晚各一回，叩齿时嘴稍张大。叩齿也是一种健康运动，是保护牙齿、防止脱落最简单有效的方法。叩齿可以锻炼咀嚼肌功能，使肌肉发达，两腮丰满，同时还牵动面部皮肤的活动，促进面部血液循环，使皮肤红润、光滑、健美。总之，“百物养生，莫先口齿”。大凡长寿者都很重视对口齿的保健。梁武帝时，年近90岁的大医学家陶弘景的健身秘诀即“叩齿”，他认为“齿为筋骨之余”，常叩齿能使筋骨常活动。现代医学还认为，叩齿可以发挥咀嚼运动所形成的生理性的良好刺激，增强牙周组织的功能和抗病力，保持牙齿的稳固，从而可以预防或减少牙周病和龋齿的发生，推迟牙齿和牙周组织的衰老过程，增强局部组织的代谢。特别是现代生活中，由于人们的饮食越来越精细，几乎不用大的咬合力，因此造成牙颌组织的退化，人体颌部由过去的宽大逐渐退化为狭小，牙齿逐渐缩小，牙齿的数量也从原来的32颗，变为今天有些人的28颗了。牙齿排列不齐的人越来越多，其中一个重要因素，就是饮食由粗变细的结果。叩齿可以增强颌面的发育和功能，此外，叩齿能多生津液、益消化、助长寿。

· 津常咽：平时口中有津，应随时咽下。津液，中医泛指涕、泪、汗、涎、唾五液。这里所说的津，专指涎和唾。明代医药学家李时珍曰："唾津，乃人之精气所化。"现代医学认为，唾液产生于口腔的腮腺、颌下腺、舌下腺三大腺体，及分布于舌、颊、唇、腮、腭等部位黏膜下的无数个小腺体。正常人昼夜唾液的分泌量为1 000～1 500毫升，唾液的重要成分是水，同时含有20余种蛋白质，还含有钾、钙、钠、氯、磷、重碳酸盐及微量电解质氟、碘、溴、镁等。唾液具有润滑清洁口腔、湿润食物、参与消化及电解质的平衡等功能。现代生理学家研究证明，唾液还有解毒、杀菌、免疫、防病、助消化等功能。日本学者西周一教授还发现，唾液是一种天然的防癌剂，它有使致癌物质变为无害物质的功能。

咽下的唾液能加强消化系统黏膜的免疫功能。武术师在练太极拳时，要求舌尖轻抵在上腭，牙齿勿紧咬，有唾液要及时吞下，不可吐掉，视为"金津玉液"。气功师把舌抵上腭形象地喻为"鹊桥高架"，认为这样有利于任、督二脉沟通，起到"天河水"下降，滋润周身的作用。

许多中医书上都提到唾液与长寿有着密切的关系：唾液充盈又常含而咽之，能润五脏，悦肌肤，使人长寿。近代科学还证明，唾液中包含了血浆的各类成分，其中有一种唾液腺激素，能促进细胞的生长和分裂，延缓人体机能的衰退。有的学者指出，唾液中有大量的钙质游离子的酵素荷尔蒙，具有抗衰老作用。

咽唾方法是：坐、卧、站均可，先平心静气，轻轻吐气三口，再将舌伸出齿外唇，上下左右搅动，于津液满口时，鼓漱5~10次，然后用意念分3~4次徐徐送入丹田。咽时喉部咯咯有声，可行数次，或在漱后津液较多时进行，亦可不拘时间，有唾液随时咽下，切不可吐掉。古人有歌曰："津液频生在舌端，寻常漱咽下丹田，于中畅美无凝滞，百日功灵可驻颜。"

在日常生活中，有些人有吐唾液的陋习，却不知久吐伤津，又伤气，我们应当注意养津护津，这是有益于健康的。如偶患外寒，应多饮开水，饭前1小时饮点水，有利于养津。生津止渴的中药有很多，如人参、党参、麦冬，冲水当茶饮，效果极佳。

所谓适时进补，即顺应春夏秋冬四季，按一定的节气吃吃营养品和滋补品。饮食定时定量，不暴饮暴食。

还有人长期坚持一些常人无法忍受的健身法，也卓有成效。热冷水浴健身法，是我国著名经济学家、人口学家马寅初自我保健的方法之一。数十年来，他一直坚持洗浴时，先热水后冷水，结果这种保健方法使他年老体健。马老76岁那年，到医院检查身体，医生告诉他，他的心、肝、肺、胃、血压都正常，简直可以和30岁左右的人相比。

热冷水浴健身法，是马寅初先生留学美国时，从一位93岁的美国医生那儿学来的。1907年底，26岁的马寅初漂洋过海来到了大洋彼岸的美国耶鲁大学学习。当时的耶鲁大学有一项规定，游泳是必修课，不能游者，即使各门功课都考优等也不能毕业。这正好符合马寅初的心愿，他把游泳作为锻炼身体、增强体质的一种手段。为了保持池水的清洁，学校要求每个人游泳前，必须用冷水洗浴净身。在冷水浴室，马寅初时常遇到一个鹤发童颜、身体壮硕的老医生。经过交流，他们很快熟悉起来。这位医生将热冷水浴健身法告诉他，其法分3个阶段进行。首先每晚就寝前，准备两缸水，一热一冷。接着洗浴时，先在热水浴缸中坐泡一刻钟，而后出浴，擦干身体，待3～5分钟后，再坐入冷水缸中，快速洗数分钟。最后出来后，用毛巾擦身体至皮肤微红，然后钻入被中睡觉。马寅初学习之后，坚持不怠，受用终生，活到了100岁。

为什么热冷水浴可以健身呢？马寅初认为，热水浴时，人体毛细血管扩张，汗毛孔胀大，有利体内脏物尽快排出，此其一；促进血液循环，促进新陈代谢，使人神清气爽，此其二；先热后冷，必然使热胀的血管收缩，一张一弛，久而久之，使血管保持良好的弹性，避免硬化，此其三；冷水浴可以提高人的抵抗力，适应外界气候变化，不易生病，自然便能起到健身的作用，此其四。

马寅初先生的夫人张桂君也是年逾百岁的老人，她在1986年105岁时还接受记者的采访。她几十年黎明即起，饭后走500步的习惯一直未改变。马寅初长寿，夫人比他还健旺。在他们“百年好合”之后，马寅初先走了，而夫人张桂君依然健在。

还有些长寿老人长期坚持冷水浴。1989年，埃及老寿星易卜拉欣164岁，他每天早晨4点起床，第一件事是到水渠里洗澡，一年四季不断，随后做晨祷。他的早餐是饼干、果子酱、茶水；中午饭量大得惊人，1千克羊尾肉，几张阿拉伯饼；晚饭是10个鸡蛋。

还有些人创造了一些稀奇古怪的招数，长期坚持，也颇有效。如苏局仙的热毛巾捂头法。苏局仙每天坚持早睡早起，晨昏都在院内走动千步，平时略做轻微劳动，饮食一日三餐都是稀饭，拌些大麦粉或奶粉，外加一个煮鸡蛋做点心，别无其他补品。他每天坚持读书、看报、写字。1989年，苏老108岁，头上出现了黑发。上海专门研究衰老和抗衰老的马永兴主任医师闻讯后专程前往看视，老人解释说：“我的头发由白变黑不是返老还童，是洗脸时用热毛巾捂的结果。”医学专家认为，此话有理。从科学角度讲，毛细血管和血流状态与长寿有关，用热毛巾捂头部，有利于改善毛细血管血流状态，加上老人平时坚持锻炼，活动和写字，生活有规律，对长寿和头发变黑都有好处。

施今墨的足心上的健身法也是一种新创的健身招数。被誉为北京四大名医之一的施今墨老先生，终年 89 岁，在医学界是位长寿者。1989 年，施老的晚辈施如瑜医师，在介绍施老生前的保健要则时，谈到了坚持多年的“足心上的保健术——按摩涌泉穴”。这是一种简便易行的方法，俗称“干洗脚”，具体程序是：每晚用花椒水泡脚半小时，用左手心摩擦右足心涌泉穴，用右手心摩擦左足心涌泉穴各 100 次，施老先生以此“引热下行，壮体强身”。

脚是人行走与承重的器官，它与人体健康有着非常密切的关系。脚掌上密布许多血管，所以国外科学家称为人的“第二心脏”。此外，脚掌上还有众多的神经末梢与大脑紧密相连，脚上有通往全身的穴位。脚心涌泉穴是足三阴经的起点，又是足三阳经的终止点。按摩这个穴位，具有补肾、颐养五脏六腑的作用。同时，由于脚掌皮下脂肪少，容易着凉，导致感冒生病。常按摩脚心，会使人感到脚部温暖，步履矫健有力，能延缓衰老。一言以蔽之，搓脚心能增强血脉运行、调理脏腑、舒通经络，有增强新陈代谢的作用。

有的长寿老人早晚各搓脚心一次，均在床上进行，先将双手搓揉发热，然后把两个脚心相向置于床上，左手擦右脚心，右手擦左脚心，直至脚心发热，也可用中指或食指端由脚心向脚趾方向做按摩，每次一两百下，每隔几天按摩一次，最后可以加至 500 ~ 1 000次。

“干洗脚”另一法是取毛竹一段，对半割开，置于墙边地上，双手扶墙，双脚掌踩于竹隆起处，脚抬 0.3 米左右，上下来回踩，至脚掌心发热。其效果与用手按摩脚掌相同。有的人还光着脚板踩洗衣板，也是一个好办法。

有关资料表明，“干洗脚”可以舒肝健脾，增进食欲，对防止皱纹早生及面部美容也有独特作用。从医学角度讲，“干洗脚”对因远离心脏而造成血液滞留的脚掌是再好不过的了。

在搓脚心的同时，多动动脚趾，其健身效果更好。我国古代医学认为，脚大拇趾是肝脾两经的通路，多活动脚大拇趾可舒肝健脾、增进食欲，对肝脾肿大有辅助疗效。第四趾属胆经，经常按摩可防止便秘、肋骨疼。小趾属膀胱经，能矫正妇女子宫体位。脚心涌泉穴是肾经，常按可强肾。

搓动脚趾对老年人尤为重要。老年人心肺功能降低，大脑皮层功能退化，下肢血液循环不好，容易出现头晕、腿脚麻木、脚心凉等现象，常搓脚趾，这些症状便会得到改善。

传说苏东坡有一天去拜会佛印，留宿庙中。睡前他盘腿而坐搓脚心，佛印见了取笑道：“学士打禅坐，默念阿弥陀，想随观音去，家中有老婆，奈何!”苏东坡答道：“东坡擦脚心，并非随观音，只为明双目，世事看分明。”

不少长寿老人有睡前洗脚（雅称足浴）的好习惯，其实这也是一种健身防病的好办法。我国民间歌谣云：“春天洗脚，升阳固脱；夏天洗脚，暑湿可祛；秋天洗脚，肺润肠濡；冬天洗脚，丹田温灼。”上海老中医颜德馨等人研究证实，人体衰老是气虚血瘀，心、血失衡所致，得出了益气化瘀可抗衰老的新结论。他认为用热水洗脚，不仅能起到清洁卫生、消除汗臭的作用，还能刺激足部穴位，舒经活络，使气血运行通畅，促进新陈代谢，增强腑脏功能，从而达到防病防老的效果。

现在，西欧各国，美国、日本，东南亚各国及中国台湾，非常流行“足底按摩健康法”。这种方法，不用吃药，无须任何器械，凭一双手就能进行，无副作用。这种起源于我国的古老的治病健身法，据载已有2 000年历史。1990 年 4 月中旬，有关部门在北京举行了“足底按摩健康法研讨会”，来自北京、广州、大连、江苏等省市的医学界人士，介绍了他们的临床实践和治疗效果，大连市中医院门诊的治疗有效率达 90% 以上。

全国著名的中医内科专家、上海中医学院主任医师张羹梅老先生的耳功健身法，也值得一提。1989 年张羹梅已 85 岁高龄，仍思路敏捷，耳聪目明，谈吐风趣，步履矫健，且担任门诊、教学的重任，业余时间则在家中伏案著书，整理自己 60 余年临床经验。张老先生何以能长寿？这固然同他开朗的性格有关，另一方面也与他坚持了数十年的耳功有密切关系。他介绍说：“这一锻炼方法简便易行，每天早晨起床后，以右手从头上引左耳 14 下（即右手绕过头顶，向上拉左耳 14 次），再用左手从头上绕过引右耳 14 次。”这个健身方法，张老先生坚持了 45 年，即使在“文革”动乱中，身处逆境，也未间断。

耳朵，又称“耳郭”，耳郭上按一定位置分布有许多穴位。以部位命名的如胸、腹、颈、肩等，以器官命名的有食道、胃、小肠、大肠以及肾、膀胱等，都可在耳郭上找到自己的代表穴位。通过双耳的锻炼，可对遍布耳郭的穴位形成刺激，疏通经络，行气和血，促进血液循环，调整内分泌和神经系统的功能，改善机体微循环状态，促进人体健康。

中医理论还认为，肾脏功能正常与否，直接影响全身的健康。而“耳为肾之外窍”，“肾和耳则能闻五音矣”。同样，双耳功能正常与否，也会通过经络影响肾脏。历史上许多名医认为，双耳锻炼法能使发不白、耳不聋、长葆青春，还有祛病之效。

张老先生还说，祖国医学历来认为，肾开窍于耳，而肾又是“先天之本”。肾强健与否，通过经络，直接影响内脏的功能，进而影响人的整体健康水平。基于这种认识，历代医学家创造了多种耳朵保健功。如《外台秘要》载："清晨初起，以左右手交互从头上挽两耳举，又引鬓发，即流通。"又如《寿世青编》记载："将两手掌握掩两耳窍，先以第二指压中指，弹脑后骨上，左右各二十四次。"张老先生说："我的双耳保健强力锻炼方法，就是从古代医学家的基础上演变而来的。"

苏东坡靠发常梳来健身，也是养生绝招。宋代大文学家苏东坡一生坎坷曲折，几番大病，数度流放，可谓备尝艰辛，然而他始终通达乐观，意志弥坚，直至晚年仍精力旺盛，创作不衰。这有多方面因素，发常梳这一健身法也是其中之一。苏东坡除睡觉前按摩两脚底涌泉穴200～300次外，每天早晨起床后，还用手指梳头200～300遍，以提神醒脑，然后再将两手搓热，轻熨面部，可健身美容。这样长期坚持，苏东坡的切身体会是"其美无涯"。

我国有句古话："发宜常梳。"隋代巢元方的《诸病源候论·养生方》中记载："栉头理发，欲得多过，通流血脉，散风湿。"古人称梳、篦为栉，说明梳头益脑的道理。

看过电影《开国大典》的人均会发现，毛泽东在思考问题时，警卫员会习惯性地为他梳头。影片中有这样一个生动而富有生活情趣的特写镜头：1948年三大战役期间，一天深夜，在西柏坡毛泽东的办公室里，兴奋而又疲惫的毛泽东仰靠在圈椅上，闭着眼睛，让生活秘书叶子龙痛痛快快地给他梳头。这并非虚构的情节，而是毛泽东同志日常生活的一个真实写照。曾任毛泽东卫士长的李银桥，在回忆录中多次讲到毛泽东梳头的故事。战争岁月里，毛泽东有时几日几夜不能睡觉，经常处于用脑过度状态，他把梳头当作一种养脑保健的方法。在一次指挥战役时，他三天两夜没合眼，卫士们十分焦急，毛泽东却微笑着说："银桥啊，你给我梳梳头吧。"他朝椅背上一靠，闭上双眼，请卫士长帮他梳起头来，从中获得休息和享受。毛主席还常给卫士们讲梳头的好处，说梳头可以促进头部的血液循环，使有限的营养首先满足大脑，减轻疲劳，恢复精力。

中医学认为，头发与人的脏腑的关系十分密切，观察一个人的头发可以判断他的身体是否健康。发为肾之华、血之荣，头发的生长与脱落、润泽与枯槁，均与肾和血气的盛衰有关。青壮年肾精充沛，毛发光泽，老年人肾气衰竭，毛发变白和脱落。在古人的养生之道中，有许多关于梳头的记载。《清异录》中说："有二事乃养生大要，梳头、洗脚是也。"《延寿书》中记载："发多梳，则明目祛风，常以百二十为数。"

现代医学说明，梳头对人体健康有益。梳理头发实际上是对头皮的一种轻柔舒适的按摩，由于按摩作用促进了头皮的血液循环，增加了对头部皮肤和毛囊的营养供给，有利于头发的生长，增强头发的弹性和韧性，保持其光润乌黑，防止头发折断、分叉和早脱。常梳头能够刺激神经末梢，使大脑兴奋，这对提神、益智、考虑问题十分有益。常梳头能加快氧气的输送和废物（如二氧化碳、乳酸、尿酸等）的排出。机体疲劳就是由于乳酸、尿酸影响的结果，让它们尽快排出，清除和减轻了机体的疲劳。头发暴露在外，空气中的灰尘和微生物很容易粘在头皮上，尤其是脂溢性头发更是如此。这些杂物与头部皮脂腺分泌液混合掺杂在一起，便形成头屑和污垢。每天梳头可以部分除去头屑和污垢，达到清洁头皮之目的。梳头最好每日2~3次，早、中、晚各一次，每次1~3分钟，细心柔和地由发根开始，一缕一楼地梳理，前后、左右，纵横交错，紧贴头皮匀速运动，使头皮稍有痒痒的感觉。然后再用头刷按摩头皮，从后脑勺开始，直到头部的各个部位，这样可使血液输送到毛发的根部。晚上临睡前梳头尤应坚持，它有益于调节中枢神经，有利于新发的生长。此外，梳子的选购也应该注意，一般地说，选用梳齿较阔且钝的木梳、塑料梳为好，要保持梳子的清洁，最好自备专用。

喻育之老人自编的“双甲运动”体操，也值得提倡。辛亥老人喻育之102岁时，身体依然十分健康。他是湖北黄陂人，早年追随孙中山先生，参加过辛亥革命和武昌起义。他拥护孙先生的“联俄、联共、扶助农工”的政策，积极参与国共第一次合作。1949年武汉解放前夕，他又与武汉的一些民主人士发起反内战的和平运动，为武汉和平解放贡献了力量。如今，在举世闻名的武汉黄鹤楼巍峨的最高层楼檐下有一匾额，上书“楚天极目”四个苍劲雄遒、厚实圆浑的大字，这几个字就出自喻育之老人之手。喻老自称老而体健，得益于一套体操——“双甲运动”：将手指、手腕、臂、膀、腰、腿每个关节活动24下。他说，一天24小时，一年24个节气，把人体和时间、节气结合起来。60年一个“甲子”，两个“甲子”120年，故叫“双甲运动”。喻老年逾百岁，耳不聋、眼不花；每天练字，腰不弯，手不颤。他乐观诙谐，墙上贴有一首自己写的诗：“面对一池荷，四旁杨柳坡。树荫遮日少，屋敞受风多。疑是清凉国，暂为安乐窝。人人争避暑，老子自婆娑。”

喻老多活动手指、手腕、手臂等关节，是符合医学理论的。“手是外部的大脑”。也就是说，经常活动手指可对大脑产生刺激作用。据专家研究发现，通过活动手指，给脑细胞以直接的刺激，有益健脑。对大脑来说，最重要的是手指的活动，高频率地运动手指，比其他运动更能增强大脑的活动。这是因为，在大脑皮层的“感觉”和“运动”方面，手的作用非常之大，通过活动手指，可以使大脑功能经久不衰。

在日常活动中要多活动手指和关节，经常从事一些比较精密的活动，如拼装模型、摆弄玩具、打毛衣等；冬天，可双手交替伸进热水和冷水中，让手上的皮肤多受锻炼；用毛刷轻轻敲击手掌和指甲，常伸屈手指，玩健身球，打排球和高尔夫球等。

现代人中，国民党元老张群自创的养生法，颇具新意。张群，字岳军，1889年生于四川华阳县，1990年12月14日在台北去世，享年101岁。他曾留学日本，在东京参加同盟会，并结识蒋介石。辛亥革命后，随蒋介石回国参加国民革命。后历任上海特别市市长，湖北省、四川省省长，行政院长，总统府秘书长等要职。20世纪50年代，他出版了一本《谈修养》的书，曾风靡台湾。这本书中有“养生”与“养量”篇。“养生”篇中最精华的内容则寓于一首《不老歌》中：“起得早，睡得好；七分饱，长跑跑；多笑笑，莫烦恼；天天忙，永不老。”他认为，心态对寿命影响极大，“大笑一次，年轻一天；大怒一次，短命一年”。“养量”篇中他则主张，为人处世要宽宏大量，尊贤容众，少动怒，少伤神。“不与人争，不争就是量大”。张群69岁生日时，应记者的要求，谈了他对养生的看法，他谈到，现代医药卫生进步，生活条件改善了，长寿已不稀奇，所以应该把“人生七十古来稀”改为“人生七十方开始”。这番话对台湾老人鼓舞很大，已成为他们对生活抱有乐观情绪的座右铭。这次讲话，他还谈到了对现代医学研究和发现的一些看法。他认为，养生虽然是一门古老的科学，但也应跟得上时代的进步，应该多采用科学新发现作为养生的技术手段。他本人就常服用新鲜蜂王浆，每天睡觉前、起床后，都要吃一勺蜂王浆，把它含在舌头下，稍等片刻再咽下。他还风趣地说：“我一垂暮老朽，占得许许多多花之精髓，说我是仰仗鲜花得久存，实不为过。吃蜜等于吃花，我吃花痴花，却很少养花，实在不公道。”

在国民党元老中，张群是少见的长寿者。80岁以后，他致力于“立人启后”，著书立说，和老朋友们谈养生立德，论喝酒品茶。他主张，养生必须从“起居有时，饮食有节”做起。他说，他平生见到很多朋友，本来身体很好，但在强壮有为的年纪里，自负体力过人，或纵情声色，或恣意口腹，以致未老先衰。因此，他认为养生保健之道，应随时注意节制，以保持细水长流。

对喝酒、饮茶，张群有自己一套独特的见解和做法。在台湾，张群以爱喝酒、会喝酒闻名。喝酒伤肝，似乎是个定论，张群喝酒却活到100多岁。他曾和张学良、张大千、王新衡组织了一个“三张一王转转会”，就是几个人轮流做庄，吃饭喝酒。张群说：“有人认为喝酒有损健康，我认为喝酒有益健康。但必须具备八个条件：第一，身体好。假如身体有问题，当然你就不能也不该随便喝酒。第二，人要好。好朋友在一起喝酒最能引起酒兴，朋友一道喝酒，很随便，没什么客套，可以畅所欲言，无所不谈。第三，菜要好。不管什么地方的菜，都要合乎口味。第四，酒要好。无论是中国还是外国，都有各式各样的名酒，你可以挑选你所喜欢的酒来喝。如果喝酒的人不选择酒，那就是酒徒了。第五，时间要从容。假如一口一杯，两口一杯，喝得太急，不但容易醉，而且喝酒的情趣也没了。时间从容也是喝酒的条件，边喝边谈，没什么重要的事等你去办。第六，光线要柔和。我们中国人向来很少在中午喝酒，因为光线太强，不适宜喝酒。外国人晚上吃饭，把电灯关了点蜡烛，光线很暗，很柔和，一点刺激都没有，心情舒畅，酒也可以多喝点。第七，喝醉了要没事。不呕吐、不头痛、不吵闹、不耍酒疯。回家休息，一觉醒来什么事也没有。最后一个条件，喝酒要没人反对。夫妇两人，一个喝酒，一个不喝酒，甚至反对喝酒，你也不能不有所顾忌。否则你喝了酒回去，太太和你吵架，那怎么办呢？如果两个人都喜欢喝酒，那问题就没有了。假使一个喝酒，一个不反对，也可以平安无事。”他还认为，喝酒的时候，讲讲笑话也很重要，这也是一种艺术。看大家喝酒喝得太多了，想缓和一下喝酒的气氛，说说笑话，便可以把喝酒的目标移开了。张群喝酒很讲究，非但要温酒，还要准备醒酒菜和醒酒饮料。他喝酒能活到100多岁，和他注意喝酒的条件和讲究喝酒的方法，自然有一定关系。

他寿过期颐，仍身体尚健，站立行走不需要搀扶拄杖。1987年他曾做过白内障手术，视力恢复后，又开始看报。他写有《五养箴》，提倡生活要有规律，心情要舒畅，要有劳动习惯，遇事头脑冷静，态度客观，谦抑应世，宽恕待人。张群先生的生活起居正是如此，他每天按时作息，从不紊乱，一日两餐，以新鲜蔬菜、水果为主食，每天在宅院内慢走5 000步，走累了坐在石凳上歇歇脚。张群对养生持之以恒，所以得享高寿。

无锡市的老人唐子政，靠按摩加锻炼健身，106岁时仍很健旺。他家大门旁的沿街窗上，贴着一副红对联，上联是“孙子生孙，五代幸逢盛世”；下联是“老人偕老，百岁共乐锦绣春”。老人身材魁梧，动作敏健，耳虽聋了，但眼不花，不戴眼镜能够穿针引线，缝衣补袜，还能自己补碗，铝锅坏了也自己换底。他两儿两女，最大的儿子71岁，最小的女儿63岁，均健在，已退休。妻子比他大2岁，93岁时去世，以后他一个人独自生活。他每天凌晨4点钟醒，然后坐在床头上自我按摩，随后将双手在一块2.35公斤重的雨花石块上摩，摩100次后将石头顶在头上，约半个小时，然后下床，走上通汇桥顶，在桥面上甩手、踢腿、散步，半个小时后回家吃早饭。饭后上街买菜，午饭和晚饭后上街散步，晚上五六点钟上床（冬日5时，夏日6时），再自我按摩，用手摩石块，头顶石块，然后平卧入睡。

法国哲学家康德自幼身体不好，但却活了80多岁，在当时也算是高寿。他之所以长寿，得益于生活有规律。康德每晚10点钟就寝，早上5点钟起床，持续30年。每天早上7时整，他外出散步，附近的居民甚至以他出现的时间作为校对钟表的标准。

生活规律有益健康。这是因为人受“生物钟”影响，使人体各种生理功能显现近似昼夜的节律变化，这种变化以日、季节、年为周期。体温早晨最低，傍晚最高；脉搏、血压、血糖含量、激素分泌水平等的升降和多少，也都有昼夜节律性。生理节律是人体与自然环境协调一致的表现，是维持人类生命的重要因素。既然人体生理活动具有周期性变化，人的一切活动要与生物钟的运转“合拍”“同步”，有规律，身体就健康。每天按时起居作息，可保持身体健康，精力充沛；每天定时进食，可促进消化腺定时分泌消化液，有利于食物的摄取和营养的吸收。

上海著名中医、喉科专家张赞臣老先生的健身四术也成效明显。他年近九旬仍身板结实，说话声音洪亮，视力不减，看报纸不用戴眼镜，特别令人羡慕的是一直保持了一口好牙。他的养生之道，除饮食适度、起居有常、顺乎自然、适应季节变化以外，坚持数十年的锻炼方法是“叩齿、揉眼、擦面、摩腹”。他介绍说：“每天清晨起床，我先轻轻地上下叩齿三四十次，这有利于固齿，并能增加津液养胃，我已经坚持30多年了。”他说：“我看报久了，就用双手轻揉眼部，再闭目养神一会儿。我还有两个常做的活动，一是擦热双手，然后轮流摩擦面部，这有利于面部的气血流通，一般一天两次；其次是晚上睡下之后，亦搓热双手，轮流轻揉腹部，或转圈，或自胸部至小腹上下按摩，这有利于肠胃蠕动，帮助消化。”张老先生的这些健身方法，是历代医学知识的总结，并为现代医学所验证。

叩齿。明朝时，长寿达150岁的冷谦，曾有“每晨睡醒时，叩齿三十六遍”的经验。民谚也有“清晨叩齿三十六，到老牙齿不会落”的说法。现代医学也证明，早晨醒来，由于中枢神经的抑制过程尚未完全结束，全身肌肉仍处于松弛状态，牙齿也不例外，如果这时叩齿，对牙根和牙周组织有巩固作用，又兴奋了牙神经，这对牙齿保健有很大好处。张赞臣先生的具体做法是：先叩臼齿36下，次叩门牙36下，再叩犬齿36下，最后舌舔牙周3~5圈即可结束，每天只要用两三分钟，就可收到极好效果。

揉眼。来源于《导引经》一书："以两手掌相摩令热，熨眼三过，次又以指搔目四眦，令人目明。"现在医学认为，揉眼能促进血液循环，活化细胞，是减少和舒展皱纹的有效手段。敷眼睑能使眼周围皮肤血液循环良好，皮肤富有弹性，还能增强视力。张老先生的具体做法是：按摩眼部周围皮肤，先从上眼睑开始，然后从眉头轻轻按压至太阳穴，下眼睑从眼内角按压至太阳穴，每日坚持做一次。

擦面。明朝龚应园在《红炉点雪》一书中介绍："每清晨静坐，神气充溢，自内而外，两手搓面五七次，复漱津涂面，搓拂数次，得此法而返老还童。"现代医学认为，浴面可使面部气血畅通，减轻因外感风寒、暑湿、失眠等原因引起的头痛、头晕症状。张老先生的具体做法是：先将双手摩擦生热，然后顺着鼻两侧、眼圈、前额及耳旁做洗脸状，可按顺逆时针方向交替旋转按摩20~40次。

摩腹。这也来自《红炉点雪》："每寤寝之时，必要凝息定气，以左手搓脐二七，右手变然，复以两手搓肋腹五七次，左右摇肩三两回。"现代医学证实，用两手掌按摩下腹部，可治老年人腹胀、便秘，有利于肠胃蠕动，促进消化，增强体质。张赞臣老先生的具体做法是：先将两手掌心相互摩擦使之生热，迅即按摩脐中心及下腹部，30~40次。

我国著名的电影表演艺术家赵子岳，是演艺界的高寿老人，活了近90岁。他先后在《新儿女英雄传》《小二黑结婚》《青春之歌》

《暴风骤雨》《锦上添花》等影片中扮演角色。年逾 80 时，他仍身板挺直、面庞红润、说话声音洪亮。他的健身三要诀是：身体勤练、饮食适当、精神愉快。他说：“我觉得，人的身体好比一部脚踏车，80 年了，磨损也严重了，但千万不要搁起来，如果搁上半年，也就生锈不能骑了。如果常骑、常修，就能继续跑下去。我根据太极拳的原理，自编了一套‘圈功’，每天练半个小时，出一身汗，把身上的关节都转遍，这个运动，已经坚持 30 多年了，可谓‘持之以恒’啊！”赵老家厨房里有一台小石磨，老伴每星期磨两次豆浆，每天早上，他都能喝上一碗煮得时间很长、很新鲜、很纯、稠糊糊的豆浆，再加上一个荷包蛋和几块咸味饼干。平时，多吃菜、少吃饭，还特别注意保持精神愉快。他说：“生气、烦恼有害健康，精神上的折磨远胜过肉体上的折磨。精神愉快不能只靠客观条件，更重要的是靠主观上创造。”他说：“我们参加革命，一是为人民，二是为国家。所以，只要延续为人民做点事，即使是小事，也就有了安慰，我也乐意去做。这就叫拿晚年的余热换来精神上的愉快！”

共产党内有几个著名的革命老人，他们年轻时吃过很多苦，生活条件也很差，但他们高龄之后仍很健康，他们的养生要诀是“三不”加适度。

谢觉哉老人晚年写过有一篇有关养生的文章，里边有四句话是他自己生活的方针：“遇事不恼，走路不跑，吃饭不饱，睡觉要好。”

一次，谢觉哉同志身边的一位工作人员问谢老：“当初您老身体很不好，可是到了晚年，反而硬朗了，精神了，是什么缘故呢？”谢老笑着说：“比如一个杯子有了点裂纹，另一个杯子是好的，在使用的时候，对那个好杯子可能不大注意，凑巧会失手打掉；可是拿起有裂纹的杯子来，总会加点小心，怕把它弄坏了，结果倒能保得住它。拿人来说也是一样。”这个形象、朴实的比喻，对我们是否也有一点启示呢？

革命老人徐特立的养生法则是：“基本吃素，坚持走路，心情舒畅，劳逸适度。”后来，毛泽东主席进行了推敲，改了两句，成为：“基本吃素，饭后百步，遇事不怒，劳逸适度。”关于养生之道，毛泽东主席曾说过：“动为纲，抑喜怒，少量酒，多吃素。”

我国古今一些颇有养生经验的长寿老人，积累了丰富的养生之道，总结出了生动形象的长寿秘诀，归纳为“养生八字法”：童心、蚁食、龟欲、猴行。

所谓“童心”，是说人要像孩子那样无忧无虑，生气蓬勃。所谓“蚁食”，是说吃东西要像蚂蚁那样，饮少食微，杂食，品种多样，营养全面。所谓“龟欲”，是说要像乌龟那样无欲无求，不焦不躁，小心翼翼，谨护全身。所谓“猴行”，是说要像猴子那样多动多跳，永不停息地运动。

生命由天赋，寿命靠人为。阿塞拜疆百岁老寿星利巴拉·阿利耶夫一直坚持劳动，每天打铁3小时，他喜欢步行，从不吸烟，也不酗酒，在庆祝百岁生日时，他说：“如果你活不够100岁，过错全在自己。”这话是有道理的。现在流行着这样的说法：“六十岁小弟弟，七十岁多来兮，八十九十处处有，百岁老人不稀奇。”

今后，随着我国社会、经济、科学、文化的进一步发展，人民生活水平的提高与改善，人的平均寿命还会逐步增加。大量长寿资料令人信服地证明，人类正常的寿命完全应该在百岁以上，人们渴望长寿的理想，并非是不可实现的奢望。

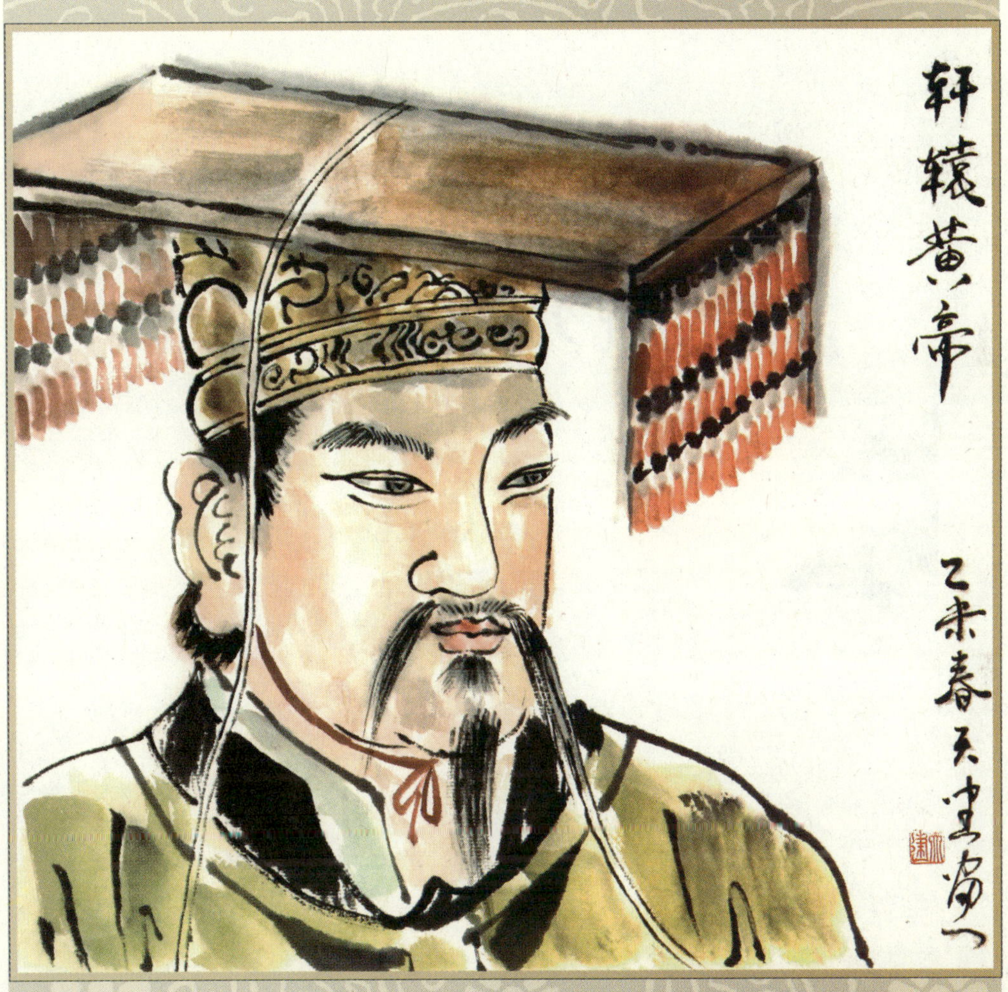

《黄帝内经》载："故智者之养生也，必顺四时而适寒暑，和喜怒而安居处，节阴阳而调刚柔。如是则僻邪不至，长生久视。"

第八章

讲究养生可延寿

注意养生，养成良好的生活习惯，对延长人的寿命有明显的好处，这已形成共识。只不过有些人一贯重视养生，较严格地遵守养生的各种要求；有些人将信将疑，未把养生的要求当回事。积以时日，才能渐渐看出养生对增强体质、延年益寿的重要作用。有不少体质并不强壮的人得以长寿，都和长期注重养生有很大关系。

我国自古就崇尚养生之术，而且形成了较为系统的理论。“养生”一词，最早出现在医学著作《黄帝内经》中。书中写道：“故智者之养生也，必顺四时而适寒暑，和喜怒而安居处，节阴阳而调刚柔。如是则僻邪不至，长生久视。”

这本书虽名为《黄帝内经》，却并非黄帝一人所作。它成书约在春秋战国时期，原有9卷。古书早已亡佚，后经唐王冰订补，改编为24卷，计81篇，定名为《黄帝内经·素问》，以黄帝与大臣岐伯的对话形式出现。虽说它只是托名黄帝，但意义却不可低估。它除了首次提出“养生”的概念外，还集中阐述了达成天、地、人和谐的正心诚意、正中平和、宽厚仁慈的思想，表达了人与人之间、人与心灵之间、人与社会之间、人与自然之间，应当和谐相处的观点。

书中说，远古的人懂得养生之道，能按照天地阴阳变化之理，而适应调和自身的阴阳变化。远古的人做到饮食有节制，作息有规律，不过度劳累，所以能够使形体与精神相协调统一，活到自然寿命终结，度过百岁才离开人世。后来的人却不是这样，他们把喝酒当成喝水，把反常的生活当成平常的习惯，醉酒了还纵情色欲，使精气枯竭，真元耗散。后来的人不懂得要保持精力充沛的重要性，而不断地劳心伤肺，违背了人生真正的生存价值，生活起居毫无规律，所以很多人刚到半百就衰老了。现代的不少人在这方面更无节制，身体各种器官受到不同程度的损害，更加影响健康与寿命。

远古时，圣人教导平常人总说：要避开自然界中一切可能导致生病的因素。保持清心寡欲，真气在体内才能正常运行，精神内守而不损耗。这样，病邪又从何而来呢？所以，古时人们都淡泊明志，心境坦荡而没有恐惧。即使经常劳动，身体也不感到疲倦，人体真气平和顺畅，大家都能如心所愿，吃什么都觉得美味可口，穿什么都心情舒畅。所以，每个人都安于现状，朴实无华，彼此间不羡慕他人的贵贱，不良的嗜好不能左右他们的视听，任何淫念邪说都不能动摇他们的意志、迷惑他们的心智。无论什么人，都不会因身外之事而劳心费神，所以其言行也合乎养生之道。他们能活到百岁而不显衰老，是领悟了修身养性的方法，使真气得到保护，而不受内外邪气干扰危害。

黄帝说，听说上古时有“真人”，非常了解自然的变化规律，吸收吐纳自然界的清精之气，使精神守持于内，使全身筋骨肌肉浑然一体。所以他的寿命能够顺应天地间的自然规律，没有终止的时候，这也是修道养生的结果。中古时代有“至人”，纯朴敦厚，完全遵循养生之道，顺应阴阳四时的变化，远离世俗的纷扰，养精蓄锐，保全真气，遨游于广阔的天地自然界中，眼观六路，耳听八方，从而益寿延年，此类人也属于真人之类。其次有称为“圣人”的，可以安于自然的和谐环境，顺应气候的种种变化，生活在世俗社会之间，没有懊恼怨恨之心，行为不刻意超凡脱俗，也不刻意与世俗混同。他们外不为事务所累，内不被思虑所伤，以安静愉快为生活的根本，努力保持自得其乐的心情，形体不过于疲惫，精神不过于外散。所以，他们的寿命也可以达到100多岁。还有善于养生而德才兼备的“贤人”，他们能够根据天地、日月、星辰的运行规律来调养身体，以求符合远古时代“真人”们的养生之道。这样的人也能延长自己的寿命，不过只能达到某个极限。

远古的人有没有那么完美高尚、清醒睿智，当今无法考证，但书中许多养生的道理还是合乎科学的。特别是书中强调，人应该依照四季气候变化来养生，是很有道理的。

黄帝认为，人体与自然界是相互呼应的，应该随着气候的变化调整自己的身心，不能违背春生、夏长、秋收、冬藏的规律。只有顺应自然界的规律，才能延年益寿；而违背自然界的规律，无疑会招来灾祸。春天万物生发，这时应晚睡早起，穿宽松的衣服，不要束缚身体，要放松自己，在庭院中散步，使精神志气随春季生发的万物一起勃发。夏季是万物“蕃秀”的季节，这时应晚睡早起，不要因白天过长而厌烦，保持心情舒畅，从而使阳气通畅宣泄，保持对外界事物的浓厚兴趣，这是顺应夏季的养生法则，如果违背了，就会伤损心脏，到了秋天就可能生病。因为夏天的“长”，是秋天“收”的基础。若“长”气不足，秋天“收”的能力就差，就会生病。秋天是万物成熟、收获的季节，自然界呈现出一派丰收而平定的景象，天高气爽，地气清明，此时应像鸡一样早睡早起，保持精神情志的安宁，防范秋季肃杀之气对人体的侵袭，收敛精神情志而不使外散，使秋气平定，肺气清肃。这就是与秋季相适应的，帮助人体“收”气的方法与原则。如果违背了，肺气就会受到损伤，到冬天，阳气当藏而不能藏，就会出现消化不良的腹泻病。冬季是闭藏的季节，生机潜伏、万物蛰藏，天地间的阳气深藏，阴寒之气大盛，寒风凛冽，滴水成冰，大地龟裂。这时一定要早睡晚起，要等太阳升起后再起床，使精神情志安宁而不妄动。如同潜伏起来一样，不受寒冷气候刺激，尽量保持温暖，不要过多出汗，损伤正气。这就是适应冬季“藏”气特点的养生方法和原则。如果影响了冬藏之气，肾脏就会受到损伤，到了春季，阳气当生而不能生，便会出现阳厥一类的疾病。这套顺应四季的道理，是完全符合科学规律的。

不少百岁老人，也许并不熟悉《黄帝内经》，但他们的养生经验，却基本和《黄帝内经》中讲的道理相吻合。2014 年 1 月 7 日刚刚去世的 107 岁的香港影视大亨邵逸夫，可以说是注重养生得以长寿的典范。邵逸夫 1907 年生于浙江宁波镇海，原名邵仁楞，因在兄弟姐妹中排行第六，故被后辈称为六叔。其父邵玉轩是上海著名的锦泰昌颜料公司和上海剧院“笑舞台”的老板。1920 年，邵玉轩病逝后，家族生意败落。1923 年，家业只剩下一幢房子和“笑舞台”剧场。邵家大哥邵仁杰引陶渊明田园诗篇中的字句，将四兄弟仁杰、仁枋、仁枚、仁楞的名字改为醉翁、邨人、山客、逸夫，决心破釜沉舟，将财力、物力和精力，全都投入到正在兴起的演艺业中去。之后，邵氏兄弟成立了在中国电影史上赫赫有名的“天一影业公司”。

1926 年，邵逸夫中学刚毕业，正在北平度假，突然接到三哥邵山客发来的电报，要他跟自己一起去新加坡开拓东南亚电影市场。他二话没说，就追随三哥，像苦力一样，扛着电影放映设备，深入到南洋各地华侨农场放映露天电影。1930 年，四兄弟又在新加坡成立了“邵氏兄弟公司”，专门放映“天一影业公司”拍摄的电影。1934 年，邵氏兄弟在香港拍摄了中国电影史上第一部粤语有声电影《白金龙》，轰动香港和东南亚。到 1941 年，邵氏兄弟已在星马、印尼、泰国、越南等地拥有 139 家剧场。经过四兄弟齐心协力的打拼，终于使家业得以复兴。日本侵占东南亚期间，他们兄弟的事业毁于一旦。日本投降后，才又重新开张。邵逸夫为家族的事业，在南洋打拼了30年，1957年，他50岁时，才来到香港，出任“邵氏兄弟（香港）有限公司”的总裁。邵逸夫任总裁后，于1967年创办了香港无线电视台，为培养电视演艺人才，又很快成立了无线演艺培训班。现在仍活跃在演艺界的香港明星梁朝伟、周润发、周星驰、刘德华、梁家辉等，均出自无线演艺培训班。1971年，“邵氏兄弟公司”在香港成功上市。1973年，邵逸夫特地成立了邵氏基金会，致力于社会公益事业。由于他的贡献，1974年，邵逸夫获得了英国女王颁发的勋章；1977年，又被女王册封为爵士。

邵逸夫早年为事业拼搏，日夜奔波，殚精竭虑，身体并不算好。他重视养生之道，始于中年，特别是到香港事业明显有成之后。开始，他以炖人参进补，后来改为每天含一片人参，再后来，他已不再依靠人参补养，而是看重“生命在于运动”。90岁以前，他一直坚持每天上班，他认为，晚年小劳有益健康。他说，我最大的乐趣就是工作，只有保持工作状态，才能长寿。这符合我国唐代名医孙思邈的理论：“养生之道，常欲小劳。”有一次，邵逸夫在香港影城别墅宴请国家教育代表团。席间客人们见他百岁高龄仍神采奕奕，谈笑风生，都称赞他身体好。有人向他请教养生之道，他自豪地拍拍胸膛说：“我走路是不用拿拐杖的。长寿之道在于运动。我每天早上要练45分钟气功。因为练气功，我睡眠质量很好，每天睡6小时就足以解除一天的疲劳。”此外，邵逸夫还一直坚持打太极拳、游泳、散步。由于他长年坚持锻炼，所以百岁之后仍脚力健旺。香港前特首曾荫权曾问过他脚步强健的诀窍。他告诉曾荫权，他每晚临睡前都要躺在床上，运动脚部，脚掌前后左右摆动64次，还要转64圈。他这套独特的足部养生法，从中年开始，一直持续到晚年。只是百岁之后，腿脚多少有些不便，这才逐步减少。

饮食上，邵逸夫主张“营养平衡”。除了不喝酒外，他吃喝百无禁忌，随心所欲。牛扒、鸡翅等别人认为的发物，他照吃不误。他认为，合理的营养是新陈代谢的基础，饮食中既要吸收足够的蛋白质，又要补充足够的维生素和微量元素。他晚餐要喝一碗“蜜瓜海螺煲老鸡汤”，就是基于这一理论。从营养学的角度分析，蜜瓜维生素A含量丰富；海螺含蛋白质、脂肪和钙、磷、铁等微量元素；老母鸡滋阴效果明显，这是人所共知的。中医认为，该汤是滋阴补肝补肾的上品。此汤如今在香港被称作“爵士汤”，甚为有名。

邵逸夫还认为，养生应包含健心。他历来遵循“三不做”的原则：第一不赌钱，第二不喝酒，第三不做刺激的事。日常生活中，他笑口常开，性格开朗，情绪乐观，一贯保持良好心态。

邵逸夫身边的很多人都说，宽厚待人、乐于助人，恐怕也是他得享百年的重要原因。1973年开始，他就通过邵氏基金会，致力于公益事业。从1985年开始，他每年拿出1亿多港元，支持内地的教育和卫生事业，共兴建了6 000多个教育和医疗项目。其中最为人熟知的，是遍布全国校园的“邵逸夫楼”。内地出现灾难，他也总是慷慨解囊。2008年，得知汶川大地震使灾区学校受到严重破坏，他捐了1亿港元，用于重建灾区学校。2013年，四川雅安受灾后，他又向灾区捐了1亿港元。截至2012年，邵逸夫共向内地捐款47.5亿港元。2002年，他又创立了“邵逸夫奖”，其基金高达50亿港元，每年选出世界上在数学、医学、天文学上有突出成就的科学家，授予100万美元奖金。

邵逸夫可以说是“仁者寿”的典型。他饮食方面的养生经验，也许有些人因条件所限，不一定能学到；但他坚持做善事的仁爱之心，却是所有人都可以学的。他年轻时奔波劳碌，无暇顾及养生，中年才开始重视养生，也能活到100多岁，这对那些至今未注重养生的中年人，也有不一般的启示作用。

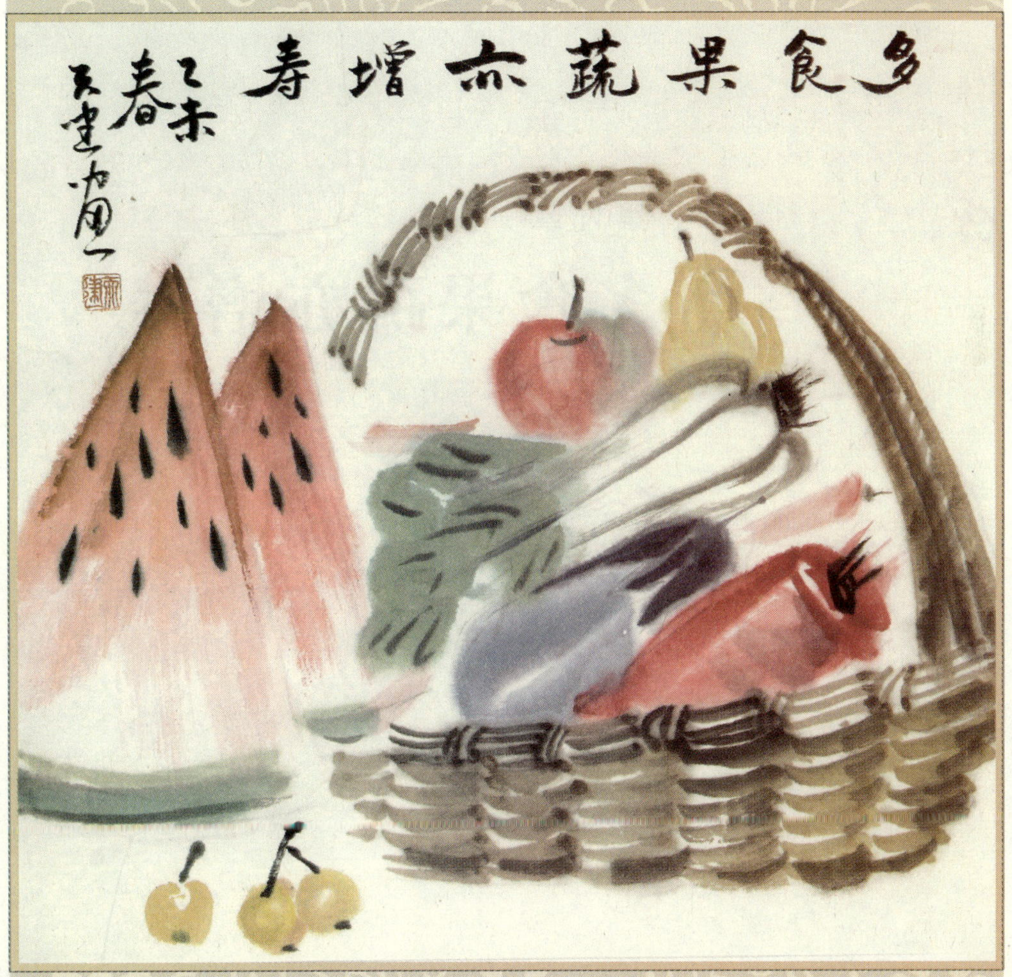

中外养生之道、长寿之诀中，主张多吃水果、蔬菜的很多。

第九章

多食果蔬亦增寿

中外养生之道、长寿之诀中，主张多吃水果、蔬菜的很多。其中讲的大都是素食的好处，认为素食有利于健康，可以降血脂、血糖，避免高血压、糖尿病。这些理论，强调的都是注意饮食结构，认为多吃水果、蔬菜有益健康，但并没有讲清素食与长寿的关系。

素食有益于健康，早已形成共识。但是没有人断言，素食可以长寿，可以永年。长期食素、不沾荤腥，容易导致营养不良，这恐怕也是不少营养学家的共同看法。寺庙中以素食为主的僧尼，活到百岁的并不太多。崇尚素食的印度教信徒，长寿的也不多。

然而，生活中确有一生食素，却长命百岁的典范。其中最有代表性的，要数福建籍百岁老人陈椿。他一生食素，且忌烟火食，以生食为主，也活到了100多岁。陈椿又名陈仰青，1886年生于福州，1919年毕业于北京师范大学博物系。1949年前，一直在福建从事教育工作，先后任集美学校教师、福建省教育厅督学、厦门市教育局局长、南平中学校长。1949年到台湾后，历任台湾省立马尾中学教务主任及代理校长、台湾《福建文献》主编、台北福州同乡会名誉理事。工作之余，他将自己的博物学知识运用于台湾的自然、地理、物产的研究，颇有心得，出版了《四部精粹》《知识与趣味》《科学的卫生经济》和《人生百岁》等多部著作。但他的研究，在台湾并没有引起足够的重视。

1987年，陈椿已年过百岁，却趁两岸关系有所缓解之际，毅然回到故乡福州定居。他住在福州实验幼儿园后面的一个大杂院内，一间屋算卧室兼书房，房内有一张老式床铺、两三个箱子、一个书架、一张书桌、一把藤椅。他日常生活十分简朴，但他过得自由自在，自得其乐。

1988—1991 年，我在福建工作期间，陈椿通过熟人认识了我，常步行到鼓屏路我单位所在地来拜访我。我见他寿超人瑞，仍步履从容，身体健旺，谈吐清晰，甚感意外。向他请教长寿的经验，他对我说，长寿并无一定之规，就他来说，只有个人的体验。他一生喜欢素食和散步，性格平和，很少生气，多蔬多果多动，少油少盐少怒。在福建时，他饮食与常人无异，只是偏好水果、蔬菜。到台湾后，那里一年四季都有各种珍奇水果，他的饮食便渐渐以水果为主，肉禽蛋和海鲜吃得越来越少了。65 岁后，干脆以果蔬维生。我觉得不可思议，问他："那你岂非不食人间烟火了？比寺庙里的僧侣吃素还彻底，他们的素食还得煮熟了再吃，你连灶火都不用点了。"他笑笑说："应该说基本不食人间烟火。我每个月也会生一次火，煮一大碗红烧肉，开开心心吃一顿。其他时间，我根本不吃荤腥熟食。这种生活方式，持续了 40 多年。"

1991 年，我调离福建后，和陈椿断了联系，但不时能听到他的消息。他 111 岁时，还写了本《人生一百二十岁》的书。当时他起居完全可以自理，外出仍基本不坐车，靠拐杖助脚力步行。

不少以素食为主的人，都形体消瘦，面带菜色，有些人到了八九十岁，就老态龙钟，步履蹒跚。陈椿却面色如常，身体健旺，年过百岁，仍步履从容。他每次找我，都是步行前来。侃侃而谈之后，再步行回家。我不放心，调车送他，他常婉拒。

像陈椿这样，以水果维生的人，自然是极少数。但三餐以果蔬为主的百岁老人，为数不少。国民党元老陈立夫在大半个世纪以前，一直是国民党内的重要人物。他是浙江吴兴（现湖州）人，北洋大学采矿系毕业后，赴美国匹兹堡大学采矿系攻读硕士。1925 年回国后，担任黄埔陆军军官学校校长办公厅机要秘书，随伺蒋介石左右。1928 年任国民党中央组织部调查科主任。1929 年出任国民党中央党部秘书长，时年 29 岁，是国民党历史上最年轻的秘书长。1931 年出任国民党中央组织部部长。他和弟弟陈果夫深得蒋介石信任，替蒋介石主持国民党的特务机构中央调查局，人们取兄弟俩英文姓名第一个字母的缩写，称其为“CC 系”。兄弟俩在国民党内权倾一时。退出政坛后，他潜心养生，2001 年 2 月 8 日，才在台中市中国医药学院附属医院病逝，终年 101 岁。他是国民党元老中最高寿的人之一。

后期，陈立夫的养生经验引起了人们的普遍关注。专家们注意到，他的食谱中，素食占很大比重。他每天早上都要喝一杯自己配制的饮料，配方全是素食：黑木耳、山楂、丹参，用果汁机粉碎后煮沸食用。有时加点燕窝。他对别人说，这是他发明的防止心肌梗死的配方。他的早餐是清粥小菜：粥是黑芝麻燕麦粥，菜是去掉蛋黄的茶叶蛋和小鱼。基本也是素食。午餐和晚餐他也以素菜为主。一日三餐，饭后他都要吃一些时令水果。见过陈立夫的人都说，他“身体虚弱，面色清秀”，算不上强壮，而且患有糖尿病，还曾因胆结石和膀胱结石动过手术，别的病也没少生，但他却活到了百岁高龄。素食与他的长寿无疑有一定关系。

2014 年 7 月已过百岁的叶曼，从 8 岁开始吃素，坚持了 90 多年。叶曼生于 1914 年 3 月，原名刘世纶，祖籍湖南。她幼承庭训，6 岁以《左传》开蒙。1935 年被时任北京大学文学院院长的胡适特别录取，就读北大经济系。后旅居美国洛杉矶。曾任辅仁大学哲学系副教授。中年学佛，先后师从南怀瑾、陈健民。20 世纪 80 年代出席世界佛教大会时，与中国佛教学会原会长赵朴初相识并成为好友。叶曼是当今将儒、释、道融会贯通的少数国学大师之一，多年来曾讲授过各门经典课程，并有多种著作问世，在国内外享有盛誉。《北京晚报》记者专门采访了她，问到她因何吃素，她讲起了 8 岁时的往事。那年，她父母带她到东来顺吃涮羊肉。在店里的厨房门口，厨师们正在生拉硬拽着一头待宰的羊。那羊凄厉地叫着，双脚跪地，就是不肯进门。羊的哀号声，就像人的哭声。少年叶曼惊呆了，原来香喷喷的涮羊肉是这样来的……那天晚上，任凭别人怎样劝，她一片羊肉都没吃，吃的是烧饼。从那天起，她再也没有沾过荤腥。记者问她，有时会不会馋荤腥？她说会馋，可每当这时，她都会想起当年目睹羊被宰时的凄惨景象，馋的念头很快就断了。她真的不愿以杀生来满足自己的口腹之欲。

叶曼虽然年过一百，但皮肤白皙干净，一身书卷气，看起来像 80 多岁。染过的头发梳得很整齐。谈起话来，不疾不徐，思路清晰，条理分明。记者探问她的长寿之道，她回答说："我从 8 岁开始吃素，已经吃了 90 多年。虽然吃素，其实我的饮食并不简单。吃素对人体很有益处，并不像有的人说的会营养不良。有些东西我没法告诉大家，只能靠你们自己去体会。"谈到不吃荤腥，她告诉采访者："动物在被宰杀时，它心里充满了仇恨、怨气，这些怨恨会积聚为毒素，扩散在肉里。如果长时间吃这种含有毒素的肉，对人体就会有害了。所以我认为，少吃肉，就是少中毒。"她又说："其实，想活 100 岁并不难，大家完全可以把衰老的时间推迟。生命掌握在每一个人自己手里。大家每顿饭最好只吃七分饱，但早饭一定要吃好，中午要吃饱，晚上要少吃，最好是不吃。吃饭要细嚼慢咽。现在有不少人都吃得太多，有的甚至吃十二分饱。吃得这么饱，你的五脏六腑怎么承受得了？人什么都不能做得太满了，吃也一样。我这一生什么都不过满，都留有余地。宁可缺一些，随时都准备着后退一步。一生都是平平淡淡的。"

她的话颇有哲理，平常的话语很耐人寻味。她能长寿，除不吃荤腥只吃素外，肯定还有别的原因。平平淡淡的 100 年，自然有不平淡的心路历程。

美国长寿专家丹·布特纳尔考察过世界各国人们长寿的秘诀，写出了专著《蓝色区域：从长寿人群中吸取的生活经验》。他发现，许多长寿老人都以植物性食物为主，吃豆类食品和蔬菜、坚果。肉对他们来说，像一种佐料，每周仅吃一两次，且量很少。他们通常早餐摄入较多的食物，晚餐吃得很少，一天中的食物量呈倒金字塔结构。

近些年，科学家通过研究发现，认为吃素容易营养不良，容易影响智商，都是一种误解。美国有一个“费城格连杜曼中心”，这是一所集中聪明孩子的学校。孩子们4岁上学时，要求会正规的体操、懂两门以上语言、会两种乐器、具备3 000米以上长跑能力，等等。最主要的是，中心要求所有教师和学生全都吃素。中心研究认为，牛奶和肉食是影响智力的食物。澳大利亚政府曾测试各地小学的儿童智商。结果发现，最聪明的小学儿童，均在阿南达玛迦小学——一所素食学校。

历史上有许多诺贝尔奖得主，都是吃素的，如爱因斯坦、泰戈尔、萧伯纳；艺术家、发明家也有许多是吃素的，如达·芬奇、牛顿、富兰克林、爱迪生。这说明，吃素对智商没有不利影响。

认为素食没有营养，更是一种误解。许多高大的动物，如象、长颈鹿、河马、牛等，都是吃草的动物。生活在侏罗纪的恐龙，最大型的长颈雷龙也是吃草的。

科学研究已证明，坚持吃水果、蔬菜等素食，对身体也很有好处。首先，对心脏有好处。大量吃水果、蔬菜，可以降低心脏病和中风的发病率。美国科学家研究证明，每天多吃一根胡萝卜和半个西红柿的妇女，可以减少22%的心脏病和70%的中风的发病机会。心脏病发作后，水果、蔬菜也是一剂很好的良药。美国白宫健康医疗顾问欧宁胥长期进行心脏病病理研究，发现心脏病患者要恢复健康，最好的方法是停止吃肉，改吃水果、蔬菜等素食。他研究后身体力行，一直坚持吃素。

其次，科学家们还发现，吃水果、蔬菜可以防癌。美国国家防癌中心发现，吃新鲜水果、蔬菜，可以大幅降低罹患肝癌、胃癌、胰脏癌、结肠癌、膀胱癌、子宫癌、卵巢癌等癌症的危险。大量食用水果、蔬菜的人，比不常食用的人，患癌症的概率至少减一半。我国国内的研究也得出了相同的结论。从1984年，有关专家一直对中国人的生活习惯和发生癌症的关系进行调查，发现每周吃蔬菜14次以上者，比每周吃蔬菜2次以下者，肺癌发病率减少75%，肝癌发病率减少60%，结肠癌、直肠癌发病率减少40%。

研究证明，吃水果、蔬菜等素食，可以增强免疫力。英国畅销书《健康百分百》中说，要增强免疫力，专家的第一个建议就是，每天至少吃5种以上水果、蔬菜。研究证实，坚持吃水果、蔬菜的人，有免疫优势。德国癌症研究中心经研究发现，男性素食者的白细胞对抗癌细胞的能力，比男性食肉者强2倍。也就是说，男性素食者一半的白细胞，就有食肉者全部白细胞的免疫力。

认为只有吃肉才能使身体强壮，其实是一种很大的误解。西方人高大强壮，是因为吃肉；中国人文弱瘦小，是因为吃素。这种观点至少流传了几百年。实际上，这种观点是有片面性的。吃肉固然能使身体强健，吃素却并不会使人瘦弱。拳王阿里称霸世界时，他被视作全球最有力量的男人，不会有人想到，他竟是个素食主义者。奥运会是全球顶级的运动员的竞技场，谁知也活跃着一批专门吃素的顶尖的运动员。第一届奥林匹克运动会游泳冠军茂林罗斯就是一个著名的素食主义者。他速度惊人，耐力超群，是当时最负盛名的运动员。他夺冠后，引发了全世界运动员吃素的热潮。据统计，世界上有17名顶级运动员是素食者或基本吃素的人，其中包括曾3次拿到“铁人三项”世界冠军的史考特，美式足球著名职业选手席尔，他们都是全吃素或基本吃素的人。举世闻名的短跑之王刘易斯，更是一位严格的素食主义者。他回忆自己的运动生涯时说：“我发现，一个人完全可以不需要动物蛋白质，而成为一个成功的运动员。事实上，我赛跑运动成绩最好的一年，正是我最严格素食的一年。”

还有些研究者认为，吃素者更长寿。理由是，吃素者更有利于形成良好的生活习惯。有人调查素食者与荤食者的生活习惯后发现，素食者比荤食者不易发病住院。而且，素食者生活规律健康，抽烟、喝酒者少，多数严格遵守作息时间，保持愉悦心情。此外，高纤维、低脂肪的食品，对高血压、糖尿病等疾病，都有很好的预防效果。但是，这种饮食习惯和长寿之间的关系，仍需进一步研究。

主张吃素者研究后还认为，吃素还有美肤和祛斑的好处。食肉容易使红颜在不知不觉中老去。理论是：荤腥食品，包括肉类和鱼类，含有大量动物油脂，它们会和动物蛋白一起，附着在肉食者的皮肤细胞里，促使细胞不断肥大，堆积成赘。肉吃得越多，日积月累，赘肉型面孔越明显。另外，动物性食物会使血液中尿酸、乳酸含量增加。乳酸随汗排出时，会停留在皮肤表面，不断侵蚀皮肤表面的细胞，使皮肤失去弹性和张力，产生皱纹和斑点，让皮肤变粗糙。由于现代人工饲养畜禽，大量使用含各种添加剂的饲料，使肉类中各种毒素越来越多，肉食者雪上加霜，皮肤受肉中毒素的侵害而变得更加粗糙。素食者因长期吃碱性的植物蔬果，血液中的乳酸大量减少，自然不会有有害物质随汗排至皮肤表面，损害健康的皮肤细胞。素食中含有大量维生素 E，能使女性皮肤更加娇嫩。此外，植物性食物中的矿物质、纤维素还能把血液中的有害物质清除。这种经过净化的血液，能够在代谢过程中发挥良好的作用，向人体各个器官输送足够的养分和氧气，使全身上下充满生机，皮肤细腻而有光泽。

基于这种理论，美国营养学家建议：如果想让皮肤变得细腻白嫩，最好多吃富含维生素 C 的水果、蔬菜。皮肤的黑白与皮肤中黑色素的多少有很大关系，黑色素形成的一系列反应都是氧化反应。多吃水果、蔬菜，摄入的维生素 C 可以阻断这种反应，防止黑色素的形成。含维生素 C 最丰富的是绿叶蔬菜和西红柿，多吃肯定能够养颜。

应当说明的是，谈吃水果、蔬菜等素食的好处，并不等于要禁绝荤食。在人类漫长的发展史上，经历了狩猎、放牧、农耕等历史阶段，各个人种、各个民族、各个国家，都有很长的以荤食为主的历程，后来才逐渐过渡到荤素杂食的。在生产力低下、食物短缺的年代，只要能吃饱，就会有一种难言的幸福感。那时，肯定不会有人去讨论吃荤吃素的优劣，也不会有素食主义的出现。

不少老人，对我国 1959—1961 年的三年困难时期，至今记忆犹

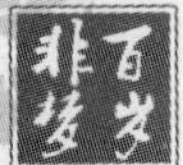

新。那时，很多人温饱都成问题，一个月吃不上一顿肉，当时如果有人宣扬吃素的好处、吃荤的坏处，肯定会被人认为，神经有毛病。提倡吃素，是解决温饱、生活水平提高以后，为了追求健康长寿才出现的一种主张，虽然有一定道理，但也不应强调得过头。

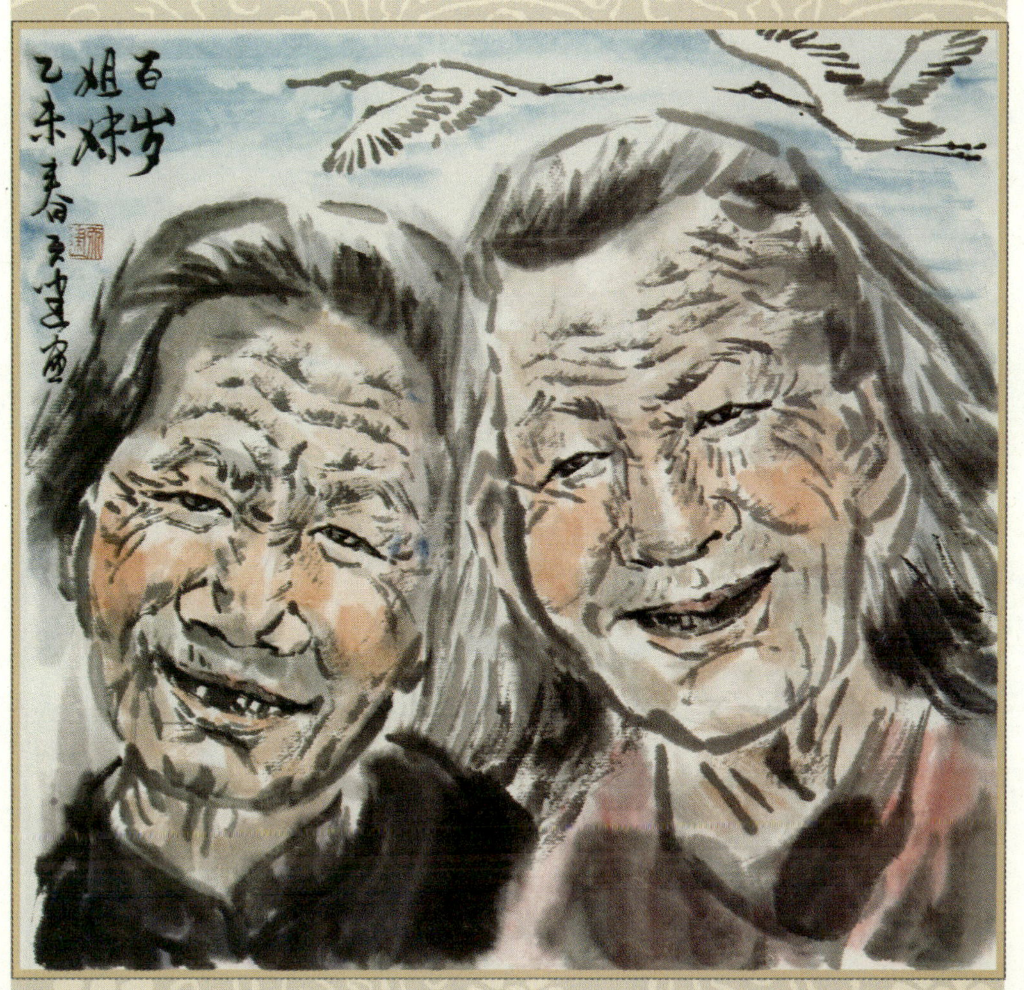

除了后天原因和偶然因素外，先天条件与必然因素，对人的寿命也有不容忽视的影响。

第十章

长寿因素有遗传

除了后天原因和偶然因素外，先天条件与必然因素，对人的寿命也有不容忽视的影响。应当承认，长寿也包含有遗传因素。可以说，长命百岁的人，其遗传基因也是得享百年的重要因素，其家族成员的寿命，肯定也比普通家庭的成员要长。

留意身边的人，不难发现，那些四代以上同堂的家庭中，家庭成员一般都比较健康，家庭气氛也较融洽，曾祖辈老人，一般都超过90 岁甚至100 岁。三代同堂的家庭，不少祖辈即已老态龙钟、体弱多病，第三代尚未成人，便撒手人寰。

我国古代，就有长寿家族的记载。宋代时，因活字印刷术的发明，为养生知识的普及，提供了良好条件。此时懂得养生之道的人越来越多，不但出现了众多百岁寿星，还产生了不少百岁家庭。琼州杨避举一家，八九代人，寿命都很长。相传当时有一位李姓太守，专程去他家拜访，见到杨避举的祖父已195 岁，身体还很健壮。几位叔父和他父亲，都是120 岁以上之人。杨避举本人，也已百岁高龄。

现代，在广西巴马瑶族自治县，百岁兄弟、百岁姐妹、百岁夫妻，都不算稀奇。从东山乡陈氏族谱中便可发现，这个家族的成员普遍长寿。最近100 年里，186 位族人，其中竟有6 位寿至100 岁以上，15 位90 岁以上。巴马最著名的长寿之家，当属西山乡卡才村的瑶家三姐妹：大姐卢的花，116 岁；二姐卢的小，109 岁；老三卢的妹，102 岁。她们的父母却并不长寿。三姐妹中，后两个尚未成人时，父母即先后离世。刚刚成年的老大卢的花，就挑起了当家的重担，每天起早贪黑，在山旮旯里种玉米、南瓜、饭豆、火麻，维持生计，把两个妹妹拉扯成人。她们生活虽然清苦，却全都得享高寿，让乡亲们称羡不已。

安徽省金寨县也有一个奇特的黄氏长寿家族。这个家族所在的村庄叫南河新屋湾，位于天堂寨白马峰脚下，家族大多数人都住在一个大门楼中，进门是三进几十间房，全是青砖小瓦的徽式古建筑。这座建于明末清初的大宅，坐西朝东，东面是一片开阔地，另三面环山。据这个家族的人说，虽说这座大宅不像别的房子那样坐北朝南，但是依势而建，出门视野开阔，人的心情就好。住在这个大宅中的人寿命普遍都长。当下住在宅子里的黄氏 7 位堂兄弟，都已年过八旬，加上 3 个 80 多岁的老伴，共有 10 位长寿老人。更难得的是，他们都很健康，还十分乐观。多年来，他们形成了这样的生活习惯：每天吃完早饭，便结伴从家里出发，一路说说笑笑，翻山过河，散步走到镇上，逛一圈再一同回家。每天来回要走5 000米。他们这种很有规律、悠闲快乐的生活，让村里其他人十分羡慕，都希望这群兄弟更加长寿。

这个家族从祖上迁居此地，已有十几代人，一直保持着耕读传家的优良传统。历史上，这个大宅子曾经有过一段十分荣耀的时光，不少读书人得到朝廷的任用。雍正年间，黄士镇中进士，钦授儒林郎；嘉庆时，黄孔浑官至六品；道光时，黄志曾官至五品；咸丰年间，黄周学官至五品，黄本涛位至四品，黄志镜任盐院司提举；同治时，黄本畲官至五品。如今，这里仍保留了祖上留下的传统。所有健在的老人，都随子女生活，子孙都很孝顺，家庭均十分和睦。这样的家庭，自然有利于老人们的健康长寿。

国外也有一些长寿家族的有趣记载。1554 年 7 月 31 日，法国红衣大主教达尔马格纳上街时，看见一个 80 多岁的老人在家门口哭泣。便问他为何如此，他说他父亲打了他。主教大吃一惊，请求见他父亲。见到其父，才知他已 113 岁，尚能干活。这位百岁老人告诉主教，之所以责罚他儿子，是因为他对祖父不恭，见到他走过，未曾行礼。主教进到他家里，果然见到第三位老人，他已经 143 岁了。

无独有偶，日本《帝国文库》收集名家之漫笔，其中记有宝饭郡水泉村的百姓满平一家三对夫妇，其年龄实在令人吃惊：满平242岁，妻221岁；子万吉196岁，妻138岁；孙万芷151岁，妻138岁。

著名长寿学者胡夫兰也曾记载过，1742年奥地利一位老人克查尔泰藤死时185岁，他的儿子为95岁。挪威欧灵顿，1797年死时160岁，他的最大的儿子那时103岁。这两位老人都可谓高龄得子。

乌克兰共和国赫尔松州的一对孪生姐妹阿加菲和安娜，1983年90岁生日时，对前来祝贺的好友们诙谐地说：她们并不轻松，还得听她们的93岁的大姐玛丽亚的管束。她们的家庭中，大多数人都是长寿者。阿塞拜疆一家农场，有一位叫穆罕默德·麦华卓夫的老人，他120岁，有儿子、女儿、孙子、曾孙、玄孙等共118人，他的妻子120岁，女儿100岁。这家人，也是远近闻名的长寿家庭。

类似的长寿家庭，古今中外不乏其例。斐若特曾写过《长寿哲学》这本书，他在书中写道："1905年，匈牙利有位195岁的老农去世时，他的儿子已经155岁。"苏联长寿学家鲍哥莫列茨写的《与衰老作斗争》一书中记载，住在苏联敖德萨的柯采夫，1939年时已115岁，他的母亲1928年去世时是137岁。另一个老人马苏克辛123岁逝世时，留下一个80岁的女儿。还有一位老妇人，她的丈夫死时，她101岁，有12个女儿都活到了高寿。

据新华社报道，印度北部喜马偕尔邦布朗村也有一个长寿家族。老太太戴弗吉·黛维至少已有130岁高龄，她的一个儿子也102岁，一个孙子也已80岁。她一辈子只去过两次医院，现在依然身板结实，能上山捡柴火。每天吃一个小米面包，喝两杯牛奶。

我国的调查也表明，许多长寿者，他们的家族都有长寿史。据新疆英吉沙县调查，70岁老人中，家族长寿者占77.9%；80岁以上老人中，家族长寿者占58.7%；61名百岁老人中，三代以上长寿者占32%，两代连续长寿者占53%。1980年，广州对长寿老人的父母和祖父母的年龄进行了调查，被询问家史的46名长寿老人中，有长寿家族史的30名，占65%；父母在80岁以上的有20名，祖父母或外祖父母在80岁以上的有5名，兄弟姐妹80岁以上的5名。广州还有一位百岁老人，有13个兄弟姐妹，其中9个年龄在80岁以上。有关人员对武汉地区的调查情况也是这样，在100位90岁以上的老人中，据54位老人回忆，父亲或母亲年过80岁的有22人，90岁以上的有11人，外祖父或外祖母年过80岁的有5人。有一位百岁老人说，他的父母都活到了90多岁。还有一位百岁老人说，他父母都活到了100岁以上。

这些事例说明，长寿人家与家族，都有遗传因素在起作用。人健康还是多病，长寿还是短命，都与祖辈与父母的遗传基因有很大关系，这是人的内因。一般来说，不少疾病都会遗传，有的甚至会隔代遗传。糖尿病就有先天后天之分，后天性的糖尿病，是因为饮食不当而得的，先天性的糖尿病则是遗传下来的。父亲有糖尿病，母亲也有糖尿病，孩子一般都会遗传糖尿病。即便你非常注意饮食，仍难以避免得糖尿病。父亲有高血压，母亲也有高血压，生出的孩子，有45%的概率会得高血压。父母双方，只有一个有高血压，孩子得高血压的概率有28%。父母都没有高血压，孩子并非一定不会得高血压，但概率很小，只有3.5%。神经性疾病更是如此，父母双方，如果有一方有遗传基因，子女中肯定会有遗传这种疾病的人，还有可能产生隔代遗传。有些癌症也会遗传，笔者认识的一个家庭，母亲50岁不到，就患乳腺癌去世了；其女到49岁时，也得了和母亲同样的疾病，很快也逝世了。

表面上看起来差别不大的人们，因遗传基因的不同，其实差别不小。由于内因不同，人们的性格、气质、耐力、意志，甚至精神的承受能力，都千差万别。有些因后天的锻炼，虽能有所改进，但从本质上来说，遗传下来的内因，会影响其一生。有研究人员用动物做实验，证实了遗传的差别。他们用兔子和鸭子做对照实验。先让本该吃草、吃青菜的兔子，改吃鸡蛋黄拌猪油。鸡蛋黄胆固醇含量高，猪油脂肪多。这种营养丰富的食品，让兔子连吃4个星期后，胆固醇明显升高；连吃 8 个星期后，出现了动脉硬化；连吃 16 个星期后，这只兔子得了冠心病、心绞痛，很快不行了。接着，他们又用鸭子做实验，让鸭子也吃兔子同样的食品。结果，无论喂多长时间，它的胆固醇也不高，没有得动脉硬化，也没有得冠心病。同样是动物，同样吃高胆固醇、高脂肪的食品，为什么兔子会得病，鸭子却没事？他们的结论是：鸭子和兔子的遗传基因不同，内因不同，所以结果完全不同。

人其实也一样，由于遗传基因不一样，有的人爱吃肥肉、鸡蛋，很快就发胖了，胆固醇高了，动脉硬化了，心肌梗死了；另一个人，同样爱吃肥肉、鸡蛋，而且口无禁忌，有啥吃啥，他的胆固醇却也不高，动脉也不硬化。吃同样的东西，为什么在不同人身上会有截然不同的结果？看起来不可思议，其实道理很简单：就是因为两个人的遗传基因不同，就像兔子和鸭子的遗传基因不同一样。如果你是“兔子型”的遗传基因，你只能自认倒霉，只能注意饮食，以素为主，多吃低胆固醇、低脂肪的食品，而不能胡吃海喝。如果你是“鸭子型”的遗传基因，得承认你运气好，在饮食上你可以随心所欲，这是你爹妈给你的福分。

一些长寿学者经过调查研究认为，在影响人寿命长短的因素中，遗传是十分重要的因素。如果双亲长寿，而子女在良好的环境条件下生活，往往也是长寿者。有位学者开玩笑地说，假如你想长寿，最好出生在一个长寿家族里。

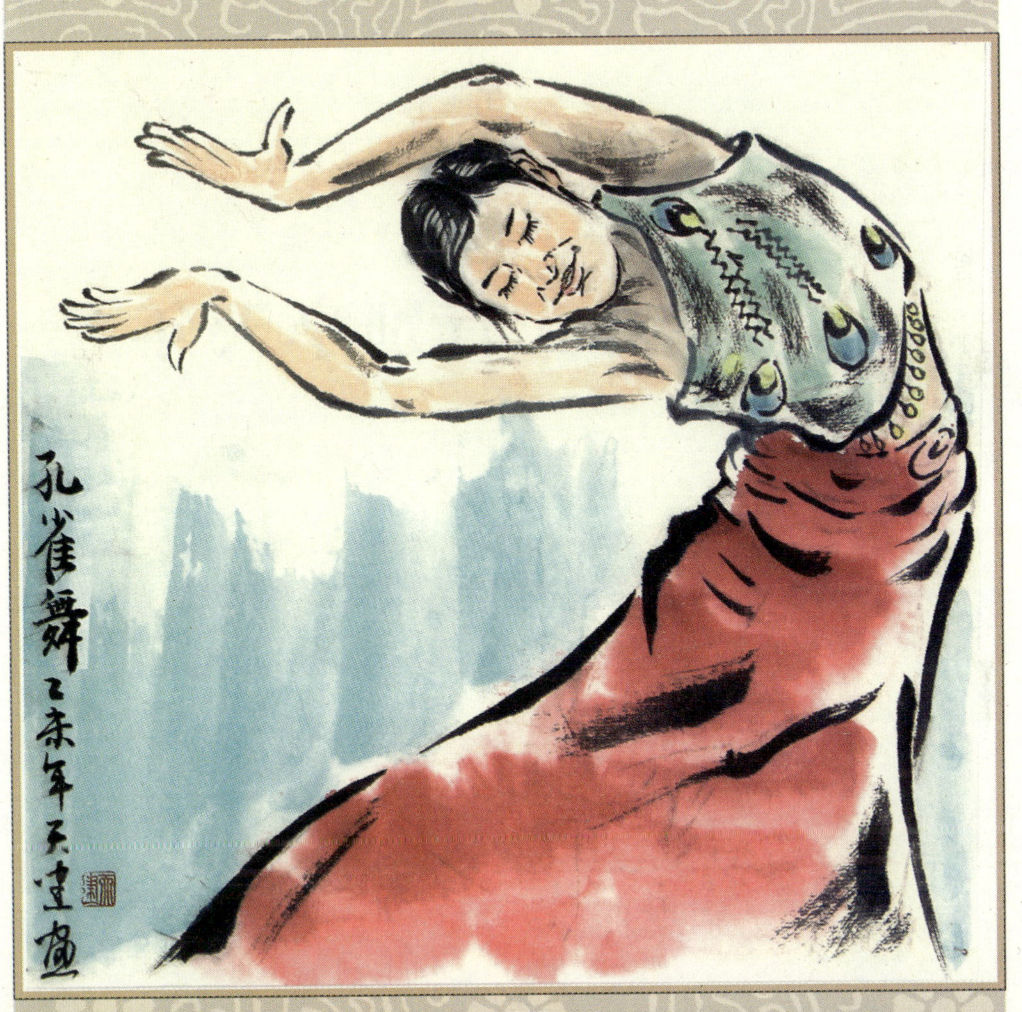

性别对人的寿命也有毋庸置疑的影响，有统计资料表明，女性的平均寿命比男性的长。

第十一章

男女有别享天年

国内外研究长寿的学者都发现，性别对人的寿命也有毋庸置疑的影响。统计资料也表明，男女平均寿命的长短，明显不太一样。女性的平均寿命比男性的长，已成为定论。

生活中人们都会注意到，身边的老人中，女性普遍多于男性。战争年代，人们可能会说，上前线的多为男性，因而男性容易早逝，死亡率自然偏高。但事实证明，和平年代，老年人群中男性的死亡率仍比女性高。这说明，女性有比男性更长寿的基因。不受意外因素的影响，在同等环境、同等条件下生活，女性普遍比男性衰老得慢，活的时间更长。

中外大量统计资料表明，女性的平均寿命比男性长3.6岁。在美国，女性的平均寿命甚至较男性高约8年。我国第三次全国人口普查时发现：我国大陆共有百岁老人3 851名，其中女性与男性之比为2.4∶1。湖北省86名百岁老人，男女之差尤为明显，女性69人，男性只有17人。1989年，北京市25名百岁以上老人中，男性仅有7人，女性却有18人，占72%。福建省厦门市有百岁以上老人6人，按百万人口拥有百岁老人量来说，在全国城镇可算排在前列，更有趣的是，该市6名百岁老寿星，竟全部为女性。这些数字表明，在长寿者中，女寿星比男寿星多许多。苏联1970年人口调查结果也表明，女寿星对于男寿星而言，平均寿命更长，在1.9万余名百岁老人中，女寿星有1.5万之众，占77.97%。

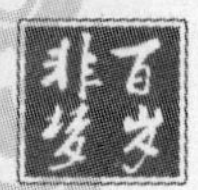

新中国成立前，中国人的人均预期寿命仅有35岁。而国家统计局根据全国第六次人口普查详细资料计算，2010年，中国人口平均预期寿命已达到74.83岁，比10年前提高了3.43岁。过去，我国的人均寿命低，与积弱百年，遭受帝国主义侵略，生产力低下，百姓生活艰难，有密不可分的关系。如今，我国人均预期寿命的大幅度延长，又与我国推翻“三座大山”，建立新中国，走出生产力低下的困境，社会主义建设长足发展，人民生活水平不断提高，医疗卫生条件不断改善，有很大关系。

相关数据还显示，2010年，中国男性平均预期寿命为72.38岁，比2000年提高2.75岁；女性平均预期寿命为77.37岁，提高4.04岁。男女平均预期寿命之差，与10年前相比，由3.70岁扩大到4.99岁。女性的平均预期寿命明显比男性长。而且随着平均寿命的增长，男女预期寿命之差，也越拉越大。

从世界范围看，同样如此。2010年，全世界人口的平均预期寿命是69.6岁，比我国少5.23岁。这和世界上目前欠发达和最不发达国家人口众多有很大关系。由于生产力发展，医疗条件改善，发展中国家人口的平均预期寿命，都有了显著增长。但在增长过程中，男女人口的平均预期寿命，仍有明显差距。20世纪末，世界人口男女平均预期寿命分别达到63.3岁和67.6岁；欠发达国家男女平均预期寿命分别为61.8岁和65.0岁；最不发达国家男女平均预期寿命则分别为49.6岁和51.5岁。据世界卫生组织分析，世界各国的统计数据显示，今后在世界人口中，女性的平均预期寿命将比男性长7年。

为什么女性比男性长寿？世界各国科学家们展开相关调查，认为原因是多方面的。首先，从遗传学和生理学的角度来看，女性有男性不具备的优势。女性的修复基因多于男性。人体内有一种参与修补脱氧核糖核酸的基因，与X染色体有关。经遗传，女性有两条X

染色体，男性却只有一条。因而，女性生来就比男性多一个修复基因，也更容易长寿。X染色体上还有免疫调节基因，是备用的，因而女性的免疫系统衰退较迟。女性在怀孕期间，由于要养育胎内与自己具有不同抗体的胎儿，因而先天的免疫能力比较高，抗病能力自然就比男性强。女性体内占有绝对优势的雌激素，还能抑制胆固醇的增多，从而减少患动脉粥样硬化症的机会。女性月经使造血系统不断受到生理刺激，以致造血功能旺盛，抗病能力增强。女性分娩时，体内的大量毒素随着胎儿一起排出，这也有利于女性的长寿。女性器官更容易保持年轻，又要归功于女性更喜欢用自己的眼睛看、耳朵听，然后经过大脑思考和感受，用自己的语言表达出来。这有利于刺激大脑，保持活力。其次，女性社会压力小。这是由于社会对男性的成就的期望值更高，男性更多地被赋予领导者、英雄和护花使者的社会角色，承受的社会压力更大，更容易患身心疾病而早亡。另外，女性比男性更自律，更不易沾染抽烟、喝酒等不利健康的毛病，生活也更加规律。大多数女性，还总保持着一种欲望，就是希望自己年轻、漂亮。这种欲望，也会给身体健康带来良性影响。

相比而言，男性除了生理机能处于“劣势”外，基本心理需要也与女性不同，这也成为影响长寿的因素。专家们归纳为：男性争强好胜，凡事总要高人一等，为此，就要不惜代价地竞争，使机体长期处于“高速运转”之中。若调整不及时，不仅会百病丛生，还会影响寿命。另外，还有相当多的男人，患有“病态女性恐惧症”。这种心理疾病的一个典型症状是：他们毫无道理地担心别人会认为自己太脂粉气。把去医院看病，视作是女人的举动，轻易不肯进医院。其结果是，小病拖成大病，大病拖成重病，最终造成“积重难返”。

美国一位名叫奥多诺万的心理学家说，生了病或身体某个部位疼痛，女人通常要呻吟，而男人为了表现大丈夫气概，绝不哼一声。这种超负荷承受，就决定了男人要比女人死得快。最后，女人爱唠叨，这是女性自己在无意识地调节情绪，使之达到平衡的一种有益的“宣泄法”。心情忧郁是人类健康的大敌。女性通过唠叨，满腹的愤怒得到发泄和稀释，过重的思想负担也因此缓解和消除。这样做，不会导致抑郁，有益于健康。日本著名心理学家松本法二郎，曾对4 175名女性进行调查分析，发现她们大多数会对丈夫或室友倾诉内心的痛苦和烦恼。她们的身体也都健康正常。

古人认为，人与天地相应，顺应天时和寒暑的变化，就能长寿。著名生物学家达尔文曾经说，生命的无限度的繁衍，是自然选择过程中，通过生存竞争，导致优胜劣汰，适者生存。按照这一解释，所谓“适者”，并非指最强大、最无情的，而只是“最能适应的”。这一自然法则，同样适用于人的养生保健。当自然界各种变化纷至沓来时，如果你能够与之相适，迅速进行自我调节，那么，健康长寿就有了保证。从生理学角度看，男性适应环境变化的能力不及女性，因此，男子更应该谨慎小心，多加保重。上海百岁老人苏局仙把“只知寒和暑，不知岁月和年龄”作为养生座右铭，恐怕道理也在此。

现代社会的最大特点，就是日程满，节奏快，工作紧张。这种生存状态，对男性健康不利，这是由男性心理特征和工作性质决定的。医学研究已证明，紧张是万恶之源。紧张会使人的机体一直处于高速运转之中，缺少缓冲，对健康很不利。新疆寿星的秘诀之一，恰恰是生活节奏缓慢，身心总是处于松弛状态。另外，男性从事的职业，危险性普遍比女性多，这也是男性较女性易早逝的原因。社会上较危险、较费力、强度较大的工作，通常都由男性承担。男性死亡的概率，自然大大高于女性。另外，与女性相比，男性更容易沾染抽烟、酗酒等习惯。这也是男性折寿不可忽视的原因。

基因研究表明，男女之间，基因本来差别不大，他们有 99.9%的基因是相同的，只有性染色体有差别。从生理上看，男人在体格、肌力、速度和空间定向等方面，比女性强。但女性在语言表达、人际交往、适应环境等方面，则优于男性。从总体上看，男性和女性差别很小，特别在现代社会，资讯高度发达，男女之间根本不存在“强者”“弱者”的差别。“男尊女卑”“男性优越”的观念，实际上是人类发展史上，由传统文化创造出来的理念。这种理念，使男人为了维护自身的尊严，不断自我施压，工作与生活中的压力与负担，比女人大得多。自脱离母系社会后，一代又一代的男人，背负着传统观念的沉重包袱，承担了社会生活中的主要责任，在苦苦挣扎、不停打拼中，付出了健康的代价。世界各国的统计都显示，无论任何国家，女人的平均寿命比男人长，中国女人的平均寿命比男人的长 4 岁，日本女人的平均寿命比男人的长 7 岁，俄罗斯女人的平均寿命比男人的长 13 岁。

男人的寿命比女人短，单从医学角度是解释不了的。卫生部健康教育首席专家洪昭光教授，在他的《我眼里的健康人生》一书中，引用社会学家通过社会调查得出的结论，认为影响男人长寿，是因为男人心理上有四大障碍：男人有泪不轻弹；男人有话不爱说；男人有病不去看；男人有家不爱回。

“男人有泪不轻弹”，是影响男人长寿的第一大心理障碍。男人普遍认为，女人才爱哭鼻子。女人的眼泪让人同情，男人的眼泪让人反感。女人难受可以哭，女人越哭，越显得小鸟依人；男人一哭，就成了窝囊废。所以，男人一般都不敢哭。其实，每个人的一生中，都会遭遇许许多多的不如意。每个人都可能因为失落、难过，产生情感上的反应。哭是人类的自然本能，是人类宣泄内心感受的一种方式。然而，传统观念却人为地剥夺了男人哭泣的权利，使男人缺少了可以排泄内心苦闷的途径。内心即便再难受，也要强忍住泪水，导致男人无法排遣内心的痛苦，造成心理上的负担。天长日久，自然会影响男人的健康。

“男人有话不爱说”，是影响男人长寿的第二大心理障碍。为了保持男子汉的形象和在竞争中获胜，男人互相交往时，总是保持警惕，对他人存有戒心，不会开诚布公，生怕暴露自己的缺点和弱点。由于内心世界长期处于封闭和孤独状态，有苦不敢说，“打碎了牙也只能往肚里吞”。长此以往，不可能不影响健康。

“男人有病不去看”，是影响男人长寿的第三大心理障碍。男人普遍不爱看病。国家统计局调查统计发现，同一种病，男人去看医生的比女人少40%。男人因碍于面子，保持形象，有了病总是拖着、扛着、忍着、挺着，实在不行了才会进医院。进医院才发现，迟了、晚了，不好治了。

“男人有家不爱回”，是影响男人长寿的第四大心理障碍。现代社会中，不少男人把下班准时回家，没有应酬，没有交往，视作无能的表现。许多人下班后，都喜欢在外吃喝应酬、肆意玩乐。这方面，日本男人尤为典型，下班后，他们都会去食肆、酒吧、夜店消磨时光。最奇怪的是，男人早回家，还会被老婆看作没本事、没人缘、没关系。所以，有些钱不多的男人，没钱泡吧，也要在公园坐到很晚才回家。那些经常醉醺醺回家的男人，才会受到妻子无微不至的关照。男人如此不健康的生活，岂能不折寿？

许多医生和学者都曾指出，40岁，是男人生命中的一道坎，迈过去，就会山高水远，海阔天空，生命的航程就会更加顺利。40岁，是男人的一个人生转折点，是男人各方面的负担最重的时候，也是前思后想最多的时候，工作生活的压力都很大。生活上，上有老，下有小，拖家带口，如牛负重；工作上，正处于爬坡阶段，职称、职位都要争取，周边关系都得维持，不然投票选举肯定没戏。那是男人最看重名利地位的阶段。此时，正当不惑之年的男人，他们精力旺盛，经验丰富，最重视应酬交往，最热衷建立各种关系，最忽视的却是自己的健康。等到名利双收、功成名就之际，蓦然回首，才发现健康没了。到此刻，悔之莫及，却悔之晚矣。恰如《圣经》所言："赢得了世界，却失掉了自己。"生命如同一条小河，一直不停地流淌，最后走向终点。想要倒趟，再看看经历过的风景，是绝不可能的。

决定男女寿命长短的症结，到底在哪里？目前还没有人能拿得出更令人信服的说法。但是随着科学的发展，这个谜终究会被揭开。届时，无论男人或女人，都会比今天更健康、更长寿，生活也会比今天过得更加好。

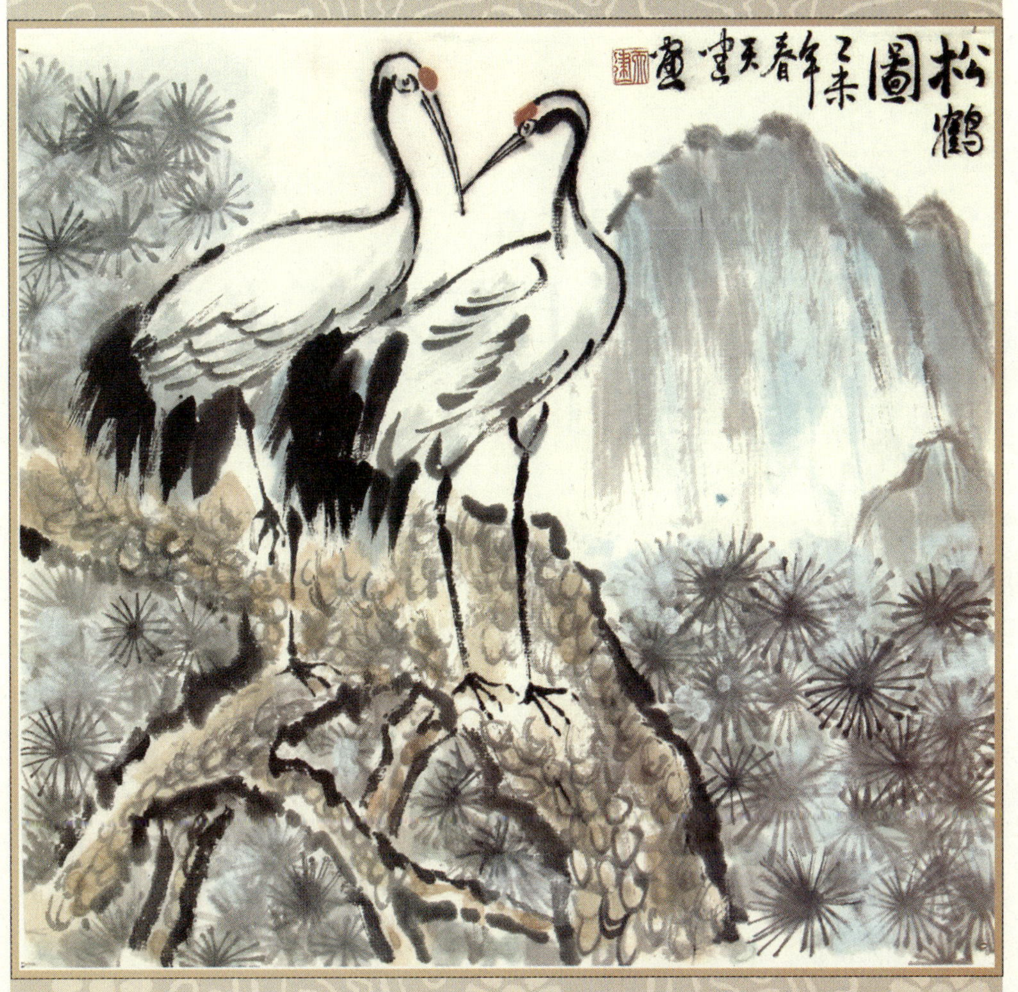

善用中草药，对人的身体健康会有一定好处。

第十二章

世上有无不老草

古往今来，祈求长命百岁、长生不老的人们，都企图通过超自然的力量，或在自然界找到灵丹妙药，让自己万岁、万万岁。封建王朝和迷信盛行的年代，统治者喜欢听人山呼万岁，就出于这种心理。

秦始皇统一天下后，为求长生不老，派徐福率500童男童女，乘昆仑山千年古木做成的大船，到东海去寻找“仙草”——不老草。徐福未能找到不老草，怕秦始皇不肯饶恕他，滞留如今的日本不归。这个故事已流传了2 000多年。

世上究竟有无不老草？这个问题也被人们探询了2 000多年。现在可以说，世间是存在不老草的，只是它并没有那么神奇，不能让人长生不老，永生不死。但它确有延年益寿的功效。不老草学名草苁蓉，别名列当，主要分布在我国吉林省长白山一带。吉林已将其列为一类保护植物，国家级重点保护植物。在民间被称为不老草的草苁蓉，是一年生寄生草本植物，高约半米，全株近无毛，根状茎横走，呈圆柱状，通常有两三条直立的茎，茎不分枝，较粗壮，直径有1.5~2厘米，基部更粗。叶呈三角形或宽卵状三角形，密集生于茎近基部处，向上逐渐稀疏。花序成圆柱形穗状，长7~22厘米，直径1.5~2.5厘米，花冠为宽钟状，暗紫红色或暗紫色。不老草是寄生植物，它的宿主是桤木属植物，生长在海拔1 450~1 800米的陡沟式悬崖峭壁上。不老草出苗期为7月上旬，5天左右即可开花，有的出土后即已开花；7月下旬果实成熟，其种子随风飘散，或被雨水冲刷流入地下，进入宿主植物的土壤根系中，寄生下来。其植株在地下生活的时间一个月左右，因而甚难采到。

除吉林长白山区外，我国的内蒙古、黑龙江也出产草苁蓉，它们生长的环境也和吉林相同。总体上位于我国东北西南、大兴安岭北部山区。草苁蓉寄生的桤木属植物，主要是东北赤杨和水冬瓜赤杨，寄生部位都在它们的地下根部，并主要生长在赤杨主根部排水较好的高台处。我国并非草苁蓉的唯一产区，朝鲜、日本、俄罗斯也有少量分布。所以，徐福当年朝拜秦始皇，告诉他，遥远的东海之中，有三座神山，上面生长着一种“仙草”不老草，也可说不完全是妄言。只不过徐福夸大了不老草的功效，说那里的人吃了它，都成了长生不老的神仙，这才骗得秦始皇下定决心，派他去东海采不老草。

可以肯定的是，被称为不老草的草苁蓉，确有较高的药用价值。由于其生长方式独特，分布范围狭窄，又是寄生植物，采集殊为不易。近些年，因利所驱，每年都有逐利之徒，进山乱采滥挖。野生草苁蓉已很难寻找到了，属濒危物种，为国家三级保护植物。

因珍稀难得，民间将不老草的功效，也传得神乎其神。说它有补肾壮阳、润肠通便、健体强身、延年益寿、长生不老的奇效。关于不老草，东北地区流传着一个民间故事：传说很久以前，长白山里有个屯子，屯子里的人突然得了一种怪病，全身水肿，起不来炕，自然无法下地劳动，拖下去只能等死。有一天，一位头戴紫色花冠的仙女，突然来到屯子，她指点大家，用当地产的一种草泡酒服用治病。大家的病很快都神奇地好了，而且比以前年轻了很多。于是人们就把这种草叫作不老草，说它是仙女赠给人类的礼物。这个故事的真假难以辨别，但不老草的确只有用酒浸泡，才能最好地发挥功效。医典《食医心镜》指称，治阳事不兴：列当二斤，捣筛毕，以酒一斗，浸经宿，遂兴饮之。《吉林中草药》一书也写明，治肾寒腰痛：列当五两，白酒两斤，装坛内，炖30分钟，每晚饭后服一盅。

医疗案例证实，别名列当的不老草，对四肢麻木，腰酸腿痛，半身不遂；阳痿不举，肾虚、肾炎、肾寒、膀胱炎；妇女不孕症，血亏，多白带，尿路出血；肠燥便秘，下风湿关节炎等四类疾病，都有显著疗效。服用方法除泡酒外，也可炖汤、泡茶。不老草为何如此神奇？中科院生命科学院经过11年的研究，发现不老草中含有大量CR超级激酶。这种CR超级激酶是一种能改变细胞新陈代谢功能的物质，有修复弱质基因、增强细胞活性的作用。这就使不老草有了别的药物不具备的功能。它被称作不老草，自有其道理。

民间传说中，具有药到病除、救命延寿神奇功效的草药，并非只有不老草。松针也是其中的一种。松针长于松树之上，虽然几乎人人见过，却没有多少人知道它是一味神奇的草药。松树在中国，自古就是长寿的象征，一直有“松柏延年”“千年柏万年松”的说法。事实也是如此。松树与恐龙是同时代的物种，恐龙早已灰飞烟灭，在地球上消失了6 000多万年，松树却历尽风霜雨雪，雷劈电击，依然傲然挺立。它在地球上已有2亿多年的历史。

松树遍布中国大江南北，松针是它们的嫩叶。松针性温润、味苦涩，可泡茶，也可外敷，有祛风活血、明目、安神、解毒、止痒的作用。但是，不是所有地方的松针都可以入药，特别是路边的松针，千万不要乱采摘，它们不仅没有保健的功能，反而会影响你的健康，因为它们在路边早已饱受污染。可以入药的松针，一定要来自深山老林、人迹罕至的地方。最好的松针，是我国东北小兴安岭及长白山地区红松的针叶。特别是长白山地区，它的原始森林保留得尚完好，就像一个巨大的天然宝库。关于长白山的记载，可以追溯到4 000多年前，古代著名典籍《山海经》就写了大禹治水经过长白山的事。当时，长白山被称作“不咸山”，“不咸”在蒙古语中是神仙的意思。“长白山”的名字始于金代，沿用至今。因它的主峰终年积雪，且有许多白色浮石而得名。如今的长白山原始森林中生活着丰富的物种，就像一个巨大的天然宝库。凭着林海、美景和生存其间的珍禽异兽，1980 年，它被联合国列为国际生物圈保护区。红松是长白山莽莽林海中最主要的树种之一，长白山也因此成为世界红松的分布中心。

得到长白山红松的针叶，要很正确地使用，才能充分发挥其药效。要先把它洗净晒干，碾成粉末，方可内服。唐代著名医学家孙思邈在他的著作《千金方》中，有几十个处方用到了松针。书中还介绍了“服松子法”“服松叶法”“服松脂法”等自然养生法。明代医学家李时珍在《本草纲目》中，强调松为“百木之长”，对松针能生发，可使白发变黑的功效，也有详尽说明。除了内服，松针也可以煲水洗头。松针可以驱虫，对治疗头皮脂过多和瘙痒有明显效果。松针的功效，来自于松针中含有的松针油及多种人体需要的营养成分，这已被医学实验所证实。

除可治脱发、助乌发外，松针还可用来美容。它有消炎杀虫的作用，做成面膜，可以治疗青春痘。松针做面膜的方法，是把适量的松针磨成粉末，用水调和，敷到脸上；过一段时间，再用清水洗去即可。坚持用松针做面膜，还能修复青春痘留下的印痕和斑点。

松针有抗氧化的功能，久服可以抗衰老。科学研究发现，松针中含有丰富的胡萝卜素、维生素 C、维生素 E，这三种物质被称为“抗氧化的金三角”，三者可共同保护人体细胞组织免受氧化，延长细胞的寿命。古代的《神农本草经》中早就记载道：“松为仙人之食。”李时珍《本草纲目》也说它能够充饥，延年益寿。

关于松针能延年益寿，最著名的故事记载在东晋著名医学家葛洪的《抱朴子》一书中：相传秦朝末年，刘邦、项羽攻入秦都咸阳，有一群宫女在战乱中逃进深山，缺少食物，难以维生。在山中老人指点下，她们以松针和松柏之果为食。不但活下来，而且人人脸色红润，身体异常健康，冬不怕冷，夏不畏热。据传，这些宫女活到300多岁，秀发乌黑依旧。

葛洪是东晋著名医学家，也是当时的道教领袖。公元284年葛洪生于丹阳郡句容（现江苏省丹阳市），是三国方士葛玄之侄孙。他13岁丧父，家境渐贫，便以砍柴所得，换回纸笔，在劳作之余抄书学习，常至深夜。乡人因而称其为抱朴之士，他遂以“抱朴子”为号。他一生研究医学、钻研道教，代表作有《肘后方》《抱朴子》。葛洪在世时很受人景仰，即被人称作“小仙翁”。他的记载应该是可信的。

松针之外，松树的松花粉也有延年益寿的功效。松花粉是松树的精细胞。花粉穗第一年秋天开始萌发，第二年春天才成熟，花粉成熟后，借风力传播，和卵细胞相会，在松果里一个相对封闭的环境中呆13个月，才和卵细胞结合，到第三年春天才发育成种子，种子要到秋天成熟。一颗小小的松子，要历时26个月，前后两年多才能孕育而成，比人的胎儿孕育的时间还长16个月。

由此也可见松花粉的生命价值。正是松花粉中丰富的营养成分和抗氧化物质，保证了整个漫长的繁衍过程的顺利完成。另外，科学研究发现，松树的卵细胞在受精后48小时内，胚胎能增长10万倍，是生物界已知最快的一种。其中的奥秘，也在于松花粉中含有丰富而均衡的活性营养成分。

关于松花粉，有一个流传千年的“美人井”的故事。相传晋代白州有座双角山，山脚下有口“美人井”，凡喝过此井井水的人家，生出的女孩都非常漂亮。后来，村民们发现，井边有棵老松树，春天松花粉飘飞时，纷纷落入井中。村里人常年喝含有松花粉的井水，所以都生出了漂亮的女儿。由于松花粉兼备保健美容与延年益寿的功能，历来都为宫中佳丽喜爱，地方大臣每年春季都会将其作为贡品，送进宫中。据说唐朝女皇武则天十分喜欢松花粉，常常食用一种用松花粉制作的小松糕。唐代诗人白居易曾作诗道："腹空先进松花酒，乐天知命了无忧。"宋代诗人苏东坡也曾作过《花粉歌》。这说明历史上松花粉早就引起了人们的重视。清代的慈禧太后也曾下令，让民间每年给她进贡松花粉，用来美容和食用。

如今，人们在科学研究的基础上，又进一步开发了松花粉的医学营养价值。20 世纪 90 年代，有关部门进行了"中国松花粉营养生理功能实验研究"，结果发现，松花粉含有生命长寿所需的营养成分，包括多种蛋白质、氨基酸、矿物质、核酸、酶和辅酶、单糖和多糖等。最难得的是，松花粉内不仅含有这些营养成分，而且含量很高。它的蛋白质总含量，是牛肉、鸡蛋的 7 ~ 10 倍；铁比菠菜高出约 20 倍；胡萝卜素比胡萝卜高 20 ~ 30 倍；锌含量可媲美猪肝；钾、锌的含量也很丰富。松花粉营养成分的比例也十分合理。其含有的 8 种人体必需的氨基酸，含量与世界卫生组织和粮农组织对人体需求的建议基本一致。因此，松花粉又被人称作"花粉之王"，越来越受到注意养生人群的重视。

除不老草外，中国民间将另一种东西也称作"仙草"，它就是灵芝。灵芝外形呈伞状，是多孔蓖科真菌灵芝的子实体。中医认为它有补气安神、止咳平喘和补血健脾的作用，因而常用于治疗晕眩不眠、心悸气短、虚劳咳喘，也用以治疗肿瘤、白血病、神经衰弱、慢性支气管炎。现代药理研究发现，它能够提高免疫力，能抗肿瘤，还有镇定、安神、止痛的功效。

自古以来，民间就将灵芝的功效传得神乎其神，留下许多神奇传说。京剧《白蛇传》中，有一折戏叫"盗仙草"，说的就是白娘子与丫鬟小青为救因惊吓而死的许仙，到昆仑山盗千年灵芝的故事。这是中国民间家喻户晓的四大爱情故事之一。故事取材于清朝方培成的《雷峰塔》传奇。方培成的故事，又源自明朝冯梦龙《警世通言》第28卷《白娘子永镇雷峰塔》。故事发生在南宋绍兴年间：杭州临安府一家药铺青年主事许仙，清明前夕到保俶塔祭祖，回家遇雨，乘船偶遇白蛇精变的白娘子，两人互相爱慕，结为夫妻。他们的美满姻缘引起了金山寺僧法海的嫉恨，他警告许仙，白娘子为蛇妖所变，欲知真相，一试便知。许仙听信法海之言，端阳佳节，劝白娘子饮雄黄酒。白娘子酒醉现形，许仙惊吓而亡。白娘子为救许仙，与丫鬟小青一道，到昆仑山盗得“仙草”千年灵芝，熬汤灌服，终于使许仙起死回生。

《白蛇传》是中国戏剧的经典剧目，经久不衰，广受欢迎。人们在欣赏凄美动人的爱情故事的同时，也记住了有神奇功效的“仙草”灵芝，知道它有起死回生、长生不老的功效。灵芝也因此成为中国中草药里最耀眼的明星。在中国有历史传承的古宅大院、寺庙古刹，以及出土文物中，都不难见到以灵芝为原型，用美玉玛瑙雕刻成的如意。这种造型特别的饰物，象征着吉祥美好、富贵长寿。

现代医学研究发现，灵芝被中国民间高度认可，是很有道理的。它含有灵芝多糖、灵芝多肽和多种人体需要的氨基酸。这些成分，可以调节人体的新陈代谢机能，提高人的免疫力，促使人体内脏或器官机能正常化，同时，对白血病也有很好的辅助疗效。

虽说灵芝是延年益寿、健体强身的灵丹妙药，却并非每个人都适宜食用。身体比较强壮，经常面红目赤和便秘的人，就不宜食用。

除上述神奇草药外，另外还有不少中草药，也有药到病除、增寿添福的功效。明代著名医学家李时珍在他的《本草纲目》中有不少记载。杜仲就是其中一种。杜仲树高数丈，皮折断后，有白丝相连。

李时珍说它可“治腰膝痛，益经气，壮筋骨，强意志，除阴部湿痒，小便淋漓不尽。久服轻身延年”。他还在书中说了杜仲得名的掌故：“昔有杜仲服此得道，因以名之。”掌故来自一个故事：相传古时候，峨眉山一带的人，得了一种奇怪的病，患者会腰膝酸痛，头晕目眩。有个名叫杜仲的人，历尽艰辛，找到一种树皮折断有白丝相连的树，用它的树皮煲汤，治好了大家的病。他自己也因此而得道成仙。人们为了纪念他，便将这种树命名为“杜仲”。

2 000多年前，中国就有了第一本药书《神农本草经》。据它记载，有一类中药，长期服用也没有毒性，服用时也没有禁忌，这类中药，在药物中被列为“上品”。杜仲就属于“上品”。它性温、味甘、微辛，具有补肝肾、强筋骨和安胎的作用，可改善因长期保持坐姿而引起的腰酸膝软、腰椎骨质增生等病症。近些年，人们又发现，杜仲叶的药用价值也极高，它有润肠和美容的功效。用杜仲叶泡茶，可淡化颜面色斑，润肠通便，常喝可以抗衰老。

杜仲的药用部分，主要是它的树皮。每年清明至夏至期间，采药师要选择树龄15年以上的杜仲，采集它的树皮。俗话说：“人怕伤心，树怕剥皮。”树皮是树输送营养的通道，对树木的生长至关重要。所以采集完树皮后，要用塑料胶布挡住伤口，以防雨水流下时，把上面的病菌带到伤口，影响树的再生能力，也可预防病虫吃掉新皮。峨眉山出产的杜仲，是质地最好的杜仲。

杜仲是我国特有的单种属树木，它的近缘种类已全部绝种，野生杜仲也已濒临灭绝，可算是中国植物中的活化石。由于它的药用价值极高，故又被人称为“植物黄金”。现在只能靠人工繁殖，将这种古老而又稀有的树种延续下去。国外的杜仲，是1890年后，被一个英国植物学家从中国引种过去的。

枸杞子也是我国中草药中著名的“上品”，它亦有明目益精、滋补肝肾、延缓衰老的作用。枸杞鲜有野生品种，多为人工栽培。我国种植枸杞的历史十分悠久，《诗经·小雅》中就有“陟彼北山，言采其杞”的诗句。枸杞子的功效，在中国中医古籍中就有记载，说它有“坚筋骨，轻身不老，耐寒暑”的作用。身体状况不佳的人，服用可以抗疲劳，提高机体免疫力和延年益寿。唐代著名诗人刘禹锡曾写诗赞誉枸杞子延年益寿的功效：“枝繁本是仙人杖，根老能成瑞犬形。上品功能甘露味，还知一勺可延龄。”

枸杞子还是美容的灵丹妙药。脸上长黄褐斑的妇女，用枸杞子和田七一道泡茶，久服就可去斑。若加上红枣一起泡茶喝，还能使脸色变得红润，养颜功效异常明显。

枸杞子的上品，产自宁夏。宁夏位于黄河河套地区，自古就有“黄河百害，唯富一套”之说，宁夏引黄河水灌溉农作物，已有2 000多年历史。地居黄河河套转折处的中宁县，是宁夏枸杞子的主产地。中宁是世界枸杞子的种植发源地，这里种植枸杞已有6 000多年的历史。中宁枸杞所含的氨基酸多糖和微量元素，都是最高的，因此有“天下枸杞出宁夏，中宁枸杞甲天下”的美誉。中宁枸杞子可以说是枸杞子中的绝品。

中宁枸杞子之所以成为绝品，与中宁特有的地理环境有极大关系。中宁地处内蒙古高原和黄土高原的过渡带，拥有六盘山的青河水和黄河交汇处的冲击土壤，地里矿物质含量极为丰富，加上灌溉便利，为枸杞子的生长，提供了全国独一无二的优越自然环境。这里产的枸杞子，和其他地方明显不同。一般的枸杞子，都只比米粒大一点，中宁的枸杞子，则如樱桃般大小，颜色也艳丽抢眼，“扁而不圆，长而不瘦，果端有尖”是它特有的外表。

枸杞子在《神农本草经》中就有记载，并被列为上品。中医很看重它性平味甘的性能，临床上一般用在治疗肝肾不足、阴精亏损，如腰膝酸软、头晕眼花及遗精等症状。它也可用来治疗糖尿病。

除枸杞子外，枸杞树的其他部分，尤其是根部，也都是宝。枸杞根，中药中称其为“地骨皮”，它性寒味甘，有凉血清热、清肺和降火的作用，治疗上一般用于因虚劳引起的骨蒸盗汗，以及肺热引起的咳喘吐血。糖尿病就是虚劳，用地骨皮治疗，非常有效。它治疗眼疾也很有效。枸杞子可养肝明目，地骨皮清肝明目，前者药性偏热，后者药性偏凉，两者护目的性质不同，使用时要根据不同人的不同体质，决定用哪种药。

地骨皮得名也有一段趣事。相传清朝慈禧太后主政时，一天胸口发闷，两眼模糊，御医诊治无效。有位钱将军的母亲，也有过相同病症，后来用枸杞根的皮煮水喝，得以痊愈。御医便请钱将军献方，慈禧太后立即令钱将军回乡取药。钱将军取回枸杞根皮后，亲自煎好药汤，送给慈禧太后服用。几天后，太后眼睛渐渐明朗，便问钱将军用的是何种妙药。钱将军心想，枸杞根的“枸”和“狗”同音，实说怕不吉利，于是说，此药名“地骨皮”。慈禧太后赞叹道：“好，我吃了地骨之皮，可与天地同寿。”从此，枸杞根就叫地骨皮了。

李时珍的《本草纲目》，集几千年来中国人对药物、食物的种植、采集、调制及医疗方法之大成，对后世影响深远。其中收集了植物类中草药402种，除了一部分常用普通中草药外，还有不少健身养颜、益寿延年的“上品”。如，有助青春常驻的大枣、丹参、夜交藤、五味子；治疗绝症的青黛、牡丹皮、积雪草；减肥养颜的荷叶、何首乌；醒脑明目的石斛、半夏、吴茱萸。

这些中草药中的上品，经中国古今中医和百姓几千年的实践与体验，早就证实了它们的功效。它们都称得上是“仙草”。善用这些中草药，对你的身体健康，一定会有好处。

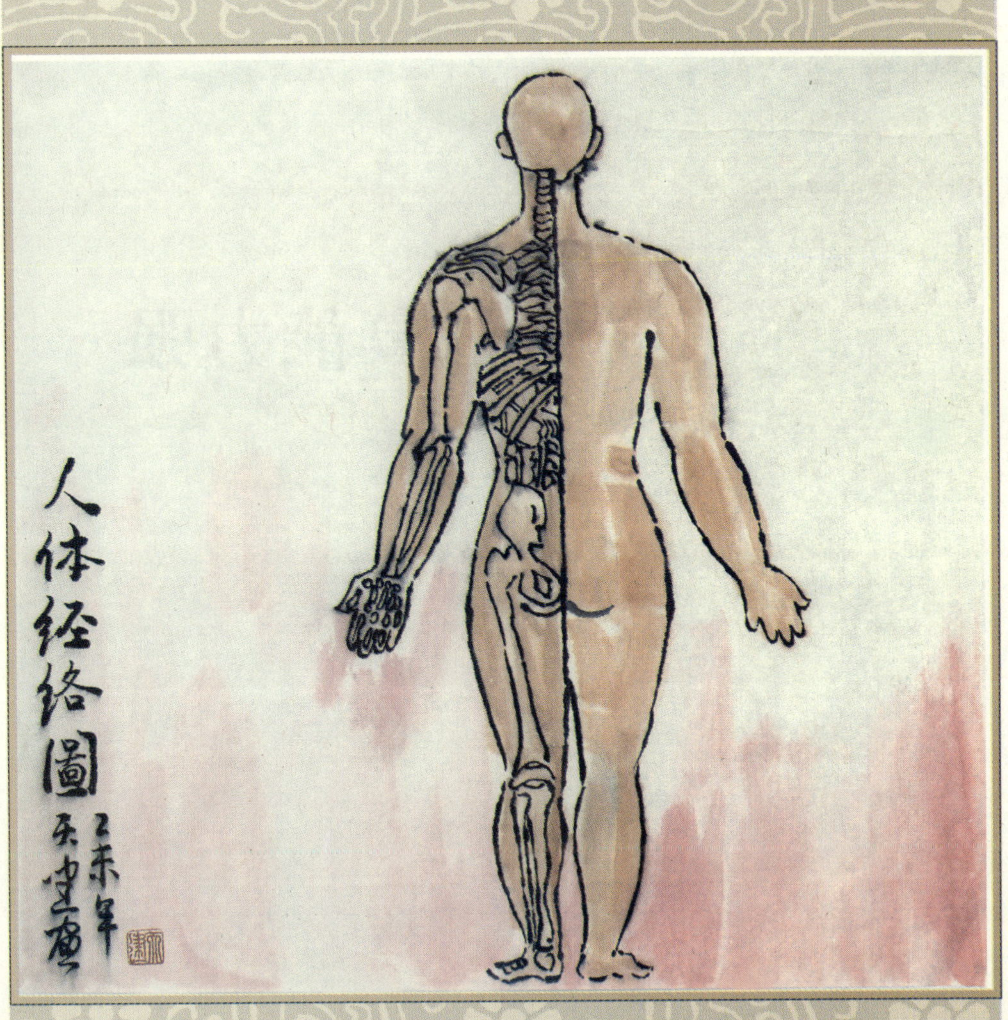

人体的自我修复能力，是生命系统早就设定的充满智慧的本能。

第十三章

奇妙修复能力强

人在自然界生活，直面四季轮回，难免有三灾四难。头痛脑热、感冒发烧、伤筋动骨、胃胀腹泻等疾病时有发生。在医学高度发达、医保体系很完备的现代，很多人稍有不适便会到医院求治。许多人还特别迷信西医，认为西医可药到病除、妙手回春。殊不知西医所用之药都有副作用。过分依赖西医的人不知道，人体自身就有修复能力。许多时候，调动自身的修复能力，比打针吃药更有利于健康。

想要延年益寿，一定要注意保护和使用好人体的修复能力。人类对自然界的了解，远胜于对自身的了解。到目前为止，科学家们对人体自身的了解，可以说还停留在一知半解的阶段。人为什么会有自我感觉？灵魂究竟是否存在？人会不会转世？这些问题，依然是未解之谜。但是，科学家对人体的修复能力，却已经有了一定程度的了解。古代人类没有解剖学知识，因而对人体内部的器官没有多少了解。建立在解剖学基础上的现代医学，已证明了人体除显露在外的五官、手足外，内部分成为几大系统：以大脑为中心的神经系统，以肺为中心的呼吸系统，以心脏为中心的供血系统，以胃为中心的消化系统，由肛门、膀胱组成的排泄系统，由生殖器组成的生殖系统，此外还有淋巴系统。

但是，中医理论数千年前就认为，人体内还存在一个经络系统。经络是中医沿用已久的名词。我国存世最早的中医巨著《黄帝内经》中，就出现了经络这个字眼。书中将经脉和络脉统称作经络，其中十二经脉又被称作十二正经，是经络系统的主体。书中认为，皮肤上有十二经脉分属的部位，经脉的分布有纵有横，筋的分布有积聚联络，骨的分布有大小长短，它们所产生的疾病也各不相同，可根据皮肤上经脉分属部位，来判断其发病部位的左右上下、阴阳的属性，观察后就可知道疾病产生的原因和治疗的结果。经脉的颜色是不变的，而络脉则没有常色，常随四时之气的变化而改变。经脉的常色与五脏相对应：心主赤、肺主白、肝主青、脾主黄、肾主黑，这些都与其所属经脉的常色相应。经络学说是中国古人在医疗实践中摸索和总结出来的，在现代医学传到中国之前，是中医最经典的学说，指导中医的实践达数千年。

到近代，以解剖学为基础的西方医学传入中国，当时国弱民穷的中国，正开始学习西方的各种先进科学技术。西医治疗一些死亡率很高的传染病的功效，使一些崇洋媚外的人佩服得五体投地。解剖学传入中国后，中外医生在解剖中都没有找到经络，不知经络究竟为何物，究竟存在于人体什么区域。这使得迷信西医的人，对流传了几千年的中医产生了怀疑，进而认为中医不科学，是没有根据的玄学。

新中国成立后，医疗卫生事业迅速发展，西医已成为医疗部门的主体，中医虽然继续在医疗实践中发挥作用，但因始终没有找到和证实经络的存在，怀疑论在医疗卫生界一直很有市场。不少中医放弃了对中医的研究，改学西医。有些更偏激的人，从根本上否认经络的存在，认为经络学和气功及特异功能一样，都是伪科学，是迷信的一部分。其实，当年气功的存在已得到证实，并被很多人认为是国粹。

1972 年，美国总统尼克松访华时，为了展现国粹，有关部门的领导让外科医生当着美国代表团的面，演示了一场针刺麻醉下的开心手术。不用麻醉药，只把几根银针扎在身体上，就进行血淋淋的大手术，把在场的美国专家都惊呆了，觉得太不可思议了。岂料这场为国争光的手术，却使中国的医疗卫生界分成了两派：一派认为，这证明了经络的存在，经络通过穴位起作用，所以才有针刺麻醉现象，但他们又说不清道理；另一派认为，只有穴位，没有经络。

改革开放以后，弘扬民族文化、继承文化遗产又受到了各级政府的重视。20世纪90年代初，中央有关领导认为，经络是中国的文化遗产，必须投入资源加以研究。但当时主导科研工作的多数专家都反对，只有复旦大学的费伦教授赞同。他认为，经络学在中国存在了几千年，虽然至今没有找到确切证据证明它的存在，但也有可能是我们过去使用的方法不对，或当时的科技发展还达不到那种水平。科技进步到今天，也许有新的方法能找到确认经络存在的证据。他得到了有关部门的支持，由于反对的人太多，他获得的经费有限。费伦是个熟悉分子物理学的化学家，不是医生，中医只是他的业余爱好。因此，对经络的研究，他也采取了和别人完全不同的方法。首先，他放弃了成立正式项目组的方式，采用了一种“虚拟组织”的方式，项目中没有全职的研究人员，完全视研究需要，随机调动上海各有关专家及设备。其次，参加研究的小组成员，不再以医疗卫生界专家为主，而是以化学家、物理学家、数学家等从事基础科学研究的专家为主。研究的方向，则是从物质的最基本的规律开始。费伦认为，在解剖学已空前发达的现代，再想发现线状或管状的组织，是根本不可能的。于是，他将寻找的目标放在经络附近的组织分析探索上。

在费伦的小组进行研究之前，天津一个从事经络研究的小组曾经发现，当针刺穴位时，会使穴位附近产生大量钙离子。但他们发表的研究报告中，并没有说清钙是从哪里来的。根据常识判断，人体中的钙主要集中在骨头里，但是骨头中的钙，是不可能在针刺的瞬间释放出来的。费伦小组由此判断，在人体穴位附近，应该存在随时可以释放出钙离子的钙库。找到这个钙库，就等于找到了部分穴位物质存在的证据。

从这一推断出发，费伦小组用活体和残肢对照，经过近10年的反复实验，终于发现，针刺小腿胃经所有穴位的地层（穴位按不同的深度分为天、人、地三层），均停针于腓骨与胫骨之间的骨间膜上。这是一种结缔组织，过去对它的了解，仅知它是人体组织之间的连接物质。费伦小组将残肢上的骨间膜割下来，送到物理实验室，用质子加速器进行分析，发现有钙、钾、磷、铁、锌、锰、铬等7种元素，在穴位和非穴位上的含量，有40～200倍之间的明显差异。而一个穴位的直径5～8毫米，所有这些富集的分子，却都只存在于骨间膜的表层，约1微米的厚度内。费伦小组非常振奋，他们知道，这是世界第一次发现经络存在的具体物质证据，可以证实经络和穴位并非虚无缥缈的东西。这一发现，是再先进的现代解剖学都不可能做到的。

小组继续对这片骨间膜的结构进行分析，发现它是由3条胶原纤维构成纤维条，再由5条纤维条卷成一束，数量繁多的这种线束结成片状，有点像计算机中的排线结构。再对这种胶原纤维进行分子层次的分析，发现它是由数种不同蛋白质分子构成的一种生物液晶态的物质。根据物理学的常识，晶体结构的物质，对声、光、电、热、磁等物理能量，都具有一些特殊的感应。再参考上海交通大学对气功师曾做过的实验，知道气功师所发的功当中，有很大部分是发射出特定波长的远红外光。于是，小组对骨间膜的物理特性测试，首先就从远红外光的透光性开始。实验证明，胶原纤维在纵向对9～20微米的远红外线具有近百分之百的透光性，而横向则几乎不透光。这说明，就该频率范围而言，胶原纤维具有光纤维的物理特性。

费伦小组从国外医学研究文献中又了解到，国外研究已证实，人体的所有组织，甚至小到个别的单一细胞，都至少有两根胶原纤维连接着，它很可能就是人体内的“信息高速公路”。而人体内各个脏器外部的保护膜，也是一片密密麻麻的光纤维。他们由此认为，光纤维连接人体所有组织，和中医认为经络遍布人体的理论是吻合的。费伦小组的研究论文1998年3月在中国的《科学通报》上首次发表，引起了中外有关学者的广泛重视。然而，这次研究提供的物质证据，毕竟只涉及经络的很小一部分，更深入的研究还正在进行。由于受目前设备的限制，上述证据也很难在活体中观察到。

数千年前，我们祖先创立的中医理论就认为，经络分为经脉和络脉，其中经脉是主干，络脉是经脉的分支，几乎遍布人的全身。人们常见的中医经络图中画的，主要就是经脉。据《黄帝内经》记载，人体的气穴有365处，它们与一年的天数相应。这365个穴位，都是中医针刺的部位。所有的气穴都是由经络连接的，就像高速公路连接着所有村镇、城市一样。由我们祖先的经络理论可以推断，大脑是经络的指挥系统，任何部位的各种反应，都可以由经络传递给神经系统，反应到大脑。由于经络的存在，使人体成为任何精密的机械、仪器和计算机都无法望其项背的超智能活体。除大脑外，人体的任何部位其实都有记忆和智慧。人体的各个器官、各个部位甚至细胞，都有自我修复能力。在修复过程中，经络起着清理垃圾的作用。

拿伤口来说，人如果不慎跌倒，手脚出现破口，到医院求治，再高明的医生所能做的，无非是用碘酒、酒精消毒，再用消炎粉涂伤口；更负责的，也不过是打破伤风针。这些措施，都是为了防止伤口被细菌感染。之后，伤口的愈合、组织的再生等更重要的工作，其实都是人体自身做的，都是靠人体自我修复能力完成的。看起来很简单的伤口愈合，其实是件很复杂的事。人体首先要让破口处已经坏死的组织慢慢结成硬痂，覆盖在伤口上，起到保护伤口的作用。然后在痂的下方再生出新的组织，这些组织又必须和原有组织严丝合缝地完美对接。人体自身的这个修复过程是极其复杂的，要消耗大量气血能量，体现了极高的智慧和完美的工艺。

体内脏器的修复甚至再生，则更为复杂。我年轻时目睹的一件事，至今难忘。20世纪70年代，我刚参加工作，见到一位新中国成立前投身革命的老同志，经常蹲在办公室门口，捂着胃，皱着眉，样子十分痛苦。我问他怎么了。他说，老毛病又犯了。战争年代，由于经常行军，饱一顿，饿一顿，落下了胃病，至今好不了，兴许活不了几年。我劝他不要灰心，去医院看看。他说，这些年看过的医生不少，却总也断不了根。后来，他遇到一位医生，告诉他，按常规，他的病已很难治，除非动手术试试。他抱着死马当作活马医的态度，上了手术台。开刀后，医生吃惊地发现，他的胃大部分因溃疡已坏死。于是做了切除处理，对剩下的五分之一的胃，进行了缝合。动完手术后，我和许多年轻的同事，对他很同情，担心他吃不了东西。岂料他从开始只能吃一点东西，到可以少吃多餐。胃也从没有再痛过。几年后，他去医院复查，医生发现他剩下的五分之一的胃已长大不少。又过了几年，再去检查，医生发现他的胃已接近正常大小。这说明，胃有很强的修复再生能力。此后，他再也没有得过胃病，一直活到90多岁。

人体健康，气血能量处于正常状态时，所有修复工作都会正常地进行。但当身体不健康，气血能力不足时，人体就会选择性地进行修复工作，先修复容易影响健康的部位，对于不会立即影响人体功能的损伤，先行搁置，暂不进行修复。在修复体内脏器损伤的过程中，人体也会出现许多症状，如咳嗽、多痰、腹痛、疲倦等。

面对这些症状，中医和西医的处理方法明显不同。西医直观地认为，一定是出现症状的部位出现了问题，于是用对抗的方式，通过吃药打针来消除这些症状。中医认为，人体是有高度智慧的机体，出现不正常的状况，肯定有它的原因，不是某个脏器能力不足，就是身体正在进行某种修复工作。因此，中医的治疗，不是头痛医头，而是通过调理补养，让人体自身完成它该完成的工作。

中医的治疗，非常重视经络。中医认为，人体的11个脏腑，各有一条相对应的经络，加上心包经（心脏和心脏外层的保护膜之间，称为心包，其相应的经络称之为心包经），再加上人体躯干前侧的任脉和后侧的督脉，一共有14条主要的经络。它们彼此间有错综复杂的关系。例如，每一个脏都对应一个腑：心脏对应着小肠，肝脏对应着胆囊，脾脏对应着胃，肺脏对应着大肠，肾脏对应着膀胱，三焦则对应着心包。有关专家对经络基础进行研究时发现，手和脚的经络多数在骨间膜上，而脏的经络和相应腑的经络通常都在同一片骨间膜的两面，所以这两个脏腑之间的变化，会形成一致的病理现象。五脏对着六腑，三焦对着心包，都在手臂的内外侧之间对应着。

这种现象，我国古代的医生早在几千年前就明白了，称这种现象为“脏腑互为表里”。

这种经络的对应理论，对迷信西医的人来说，简直不可思议。例如，中医认为寒气会入大肠经，西医则认为无法想象，受寒是肺的问题，跟大肠有何关系？一个属呼吸系统，一个属消化系统，从解剖学的角度看，根本就是两个不相通的器官。但从经络学的角度看，大肠和肺则是一对关系十分密切的脏腑。除了脏腑的对应关系外，脏器之间还存在相生相克的密切关系。古人将脏器的特征与五性对应，得出了心属火、肝属木、脾属土、肺属金、肾属水的结论。我国古代医生认定的五行关系中，最重视的是平衡，五脏中的任何一个脏器的能力较其他脏器强或弱，都会破坏这种平衡。如心火太旺的症状，通常是夏天天气太热，因心脏自身的原因引起的；但冬天肾气不足时，水和火达不到平衡，克不住火，也会出现心火太旺的症状；春天肝气上升，也会因木生火，造成心火也旺的症状。

脏腑之间的五行关系非常复杂，中医要凭多年的医疗实践，才可能逐渐把握。五脏六腑处在平衡的状态，身体才会舒服；一旦失去平衡，便会出现病态。人体脏器能力不足时，有些不明原因的疼痛，一般都是经络痛。不熟悉中医的人，如果发生不明原因的疼痛，可以找一份经络图，仔细分辨疼痛的位置是哪条经络，直接按摩疼痛的经络，或者按摩与其相生或相克的经络，一般都能够缓解疼痛。

西医源于现在仍存在于西方社会的早期同类疗法，这种疗法与中医一样，认为人体自身有强大的修复功能，把身体的许多症状都归结为人体正在进行自我修复，因而医生一般只对外在症状进行观察和简单治疗，目的是让修复功能发挥自身的作用。可是，自从发现细菌的存在，加上用各种抗生素战胜多数瘟疫以后，讲求证据、对抗疾病开始成为西方现代医学的主流。早期同类疗法主张人体自我修复的观点，逐渐不被现代新医学所接受，慢慢成为一种另类疗法，人体自我修复的理论也失去了市场。现代西医认为，人体出现某种症状，必定是身体出了错，或者是出现症状的部位发生故障，采用的治疗办法都是用药物终止这些症状。

只有我国传统的中医理论，仍在坚守人体有自我修复能力的理论。这一理论也正在被越来越多的人接受。经络在人体自我修复过程中起着异常重要的作用。人体的各个部位，甚至每一个细胞，自人出生后，都在不停地进行新陈代谢，吸收营养，排泄废物。血管系统负责运送营养，经络系统则负责运输废物。人体的脏器处于平衡状态时，新陈代谢是正常的。而人体脏器能力下降、能量供应系统出现问题时，脏器和它相应的经络又会互相影响。出问题的脏器，会造成其对应的经络堵塞；堵塞的经络，功能受阻，又会进一步恶化脏器的疾病。需要指出的是，人体的废物清理是件很复杂的工作，肝、肾、肺、大肠、皮肤和心脏、脾脏都无一例外地参与了此事，而经络却担负起了极重要的沟通、联络、运输工作。

人年轻时气血旺盛，身体的废物清理系统运行正常，大多数人脸上没有斑点、疣痣、皱纹。随着年龄的增长，气血能量日益衰弱，斑点、疣痣、皱纹也会越来越多。实际就是废物清理不及时，导致废物在体外显现。高明的中医，会采取穴位按摩、针灸治疗等手段来治疗经络，让其恢复垃圾清理的能力，使人体的斑点、疣痣、皱纹减少或得到控制。这也说明，经络在人体修复中起着很关键的作用。

人体各种脏器在修复时，都会引发各种不同的症状，有些症状会使人不适，如胃的修复，一般都会造成腹胀和大便异常；肾脏的修复，则会使小便多泡，上医院检查，肯定会被认定尿蛋白过多。所以，出现这种情况，用不着大惊小怪，这是人体修复过程的正常反应。中医理论认为，人体的五脏六腑通常是平衡的，当一个脏器出现问题时，其他脏器也好不到哪里去。当人体进行修复时，人体仍会注意保持平衡，修复工作是轮流进行的，当一个腑脏能力有所提升后，就会转移到另一个腑脏；一轮修复完成后，再进行下一轮。直至所有问题解决，人体恢复正常。

有些体内问题多的人，脏腑的修复会用较长时间。一个脏腑的修复，通常需要一个星期甚至更长时间，然后轮到下一个脏腑。一轮修复之后，进入下一轮，时间就会用得少一点。随着脏腑能力的提高，修复的时间会进一步缩短，直至完全康复。

人体的自我修复能力，是生命系统早就设定的充满智慧的本能，一定要重视它，一定要充分发挥它的作用。在你生命的旅程，它会终身陪伴你，为你添寿增福。

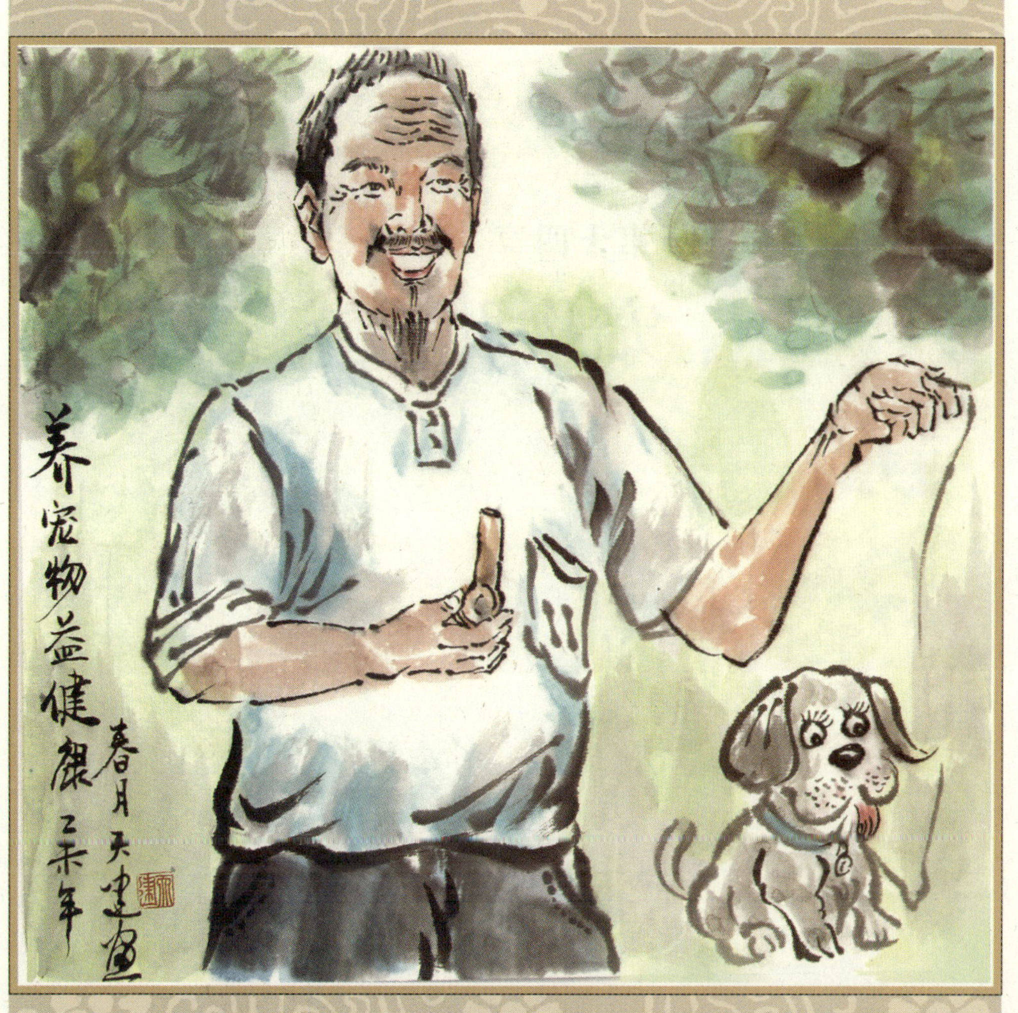

宠物饲养得当助推抗衰老，可有延年益寿的作用。

第十四章

宠物助推抗衰老

在有些人眼里，养宠物等同于游手好闲，穷极无聊，认为会玩物丧志。这种观点其实有点偏激。过度迷恋此道，舍此无他，固然不好。但这些人不知道，养宠物如果得当，其实有助延寿、抗衰老的作用。

经济条件改善，生活水平提高后，社会上养宠物的人越来越多。不少人，特别是中老年人，把宠物当作孩子来养，对宠物精心照料，无微不至。有人甚至开玩笑说，宠物在有些家庭中，比男主人地位还高。人们饲养的宠物，五花八门，有狗、猫、兔、鸟、龟等，但养得最多的，还是狗。

养宠物，特别是养狗，确实也带来了一些社会问题。有的狗主人，对狗疏于训练，遛狗时任其随地拉屎撒尿，污染环境，妨碍他人，导致邻里不睦；有的狗主人，对豢养的大型犬甚至猛犬，管教防范意识不强，恶狗伤人之事，时有发生。在社会的共同关注下，规范养犬办法，加强狗主的法律意识，自然是非常必要的。

本书不打算涉及养狗引发的一些有争议的话题，只打算从科学的角度论述养宠物，特别是养狗与抗衰老的关系。《预防医学》杂志曾刊登了英国圣安德鲁斯大学地理和地球科学学院研究员冯志强的研究报告，他宣称，不需要把主人遛狗所步行的距离考虑在内，只是单纯养一条狗，就能使主人充满活力，宛如年轻了10岁。他对547名平均年龄79岁的老人进行了跟踪观察，发现养狗的老人焦虑和抑郁的迹象很少。此外，养狗老人的活动量，比不养狗老人多12%。事实证明，狗是很好的伴侣动物，有利于主人保持良好心态，督促主人经常运动。

冯志强的研究报告断言：如果家里养一条狗，主人的运动量约等于比他年轻10岁人的水平。他说："也许养狗不能直接把你的寿命延长10年，但这样能给你带来大量的好处，令你养成保持早起、多做户外运动、多和人互动等健康习惯。"科学研究已发现，人在老年时保持运动习惯，能够延缓一系列疾病，特别是骨头和肌肉疾病的发生。并且能使人保持健康良好的精神状态。

生活在现代城镇中的人们，多数要遵循朝九晚五的作息时间。由于工作忙、应酬多，运动对他们来说，是件很奢侈的事。下班后，他们会习惯性地犯懒，很自然地待在家中翻书报、看电视，懒得再出门。虽然大家都知道运动的好处，但除了极少数意志坚定的人，谁也坚持不下来。但如果养了条狗，主人却没法再犯懒了。注意观察身边的人便可发现，那些养狗的人，即便工作再忙，应酬再累，回家的第一件事，一定是出去遛狗。我认识的一个朋友，是一家媒体的主要负责人，日常工作异常繁忙，下班后需要接待的客人也多。但他无论应酬到多晚，都不会去参与第二场，一定会对大家说："对不起，我得先走了，我的狗儿子还在家等着我呢。一天不遛它，它就会不高兴。"

养狗的人都知道，狗精力充沛，天性喜爱运动，每天定时需要外出撒野。如果主人不满足它的要求，它就会狂躁或抑郁。狗的这一特点，和它的祖先来自大自然有很大关系。狗和人类的关系源远流长。中石器时代考古学遗址发掘的证据显示，狗可能是第一种被人类驯化的家养动物。遗传学、行为学和形态学的证据证明，狼是狗的祖先。然而，科学家只能借助考古学的方法来证明狗和狼的关系，却不能确定人类是何时将狼驯化的。最早的狗化石证据，是德国发现的14 000年前的一个下颌骨化石；另一个证据，是中东发现的大约12 000年前的一个小型犬科动物骨架化石。这两个考古学证据表明，狗起源于西南亚或欧洲。但是，狗的骨骼鉴定特征又提示，狗可能是起源于中国的狼，由此又有了狗起源于东亚的学说。此外，不同品种的狗，在形态上极其丰富的多样性，又使有的学者倾向狗起源于不同地理群体的狼的假说。

狗的起源的标准传说是：人类发现狗是一个有用的伙伴，因此把它引入了自己的家庭。“狗和人类的定居同时出现”，这种说法已深入人心，但这一说法也缺乏充分的证据。《科学》杂志上的一篇文章提出，狗多半来自15 000年前东亚的狼，这可能是因为东亚的灰狼体形小、更容易驯化的原因。狼被驯化成狗后，随着人类在14 000 ~ 12 000 年前向世界各地殖民，也传播到了全亚洲和欧洲。虽然关于狗的起源一直没有定论，但有的科学家认为，是人类收养了幼狼，因它攻击性低，又擅长乞食，在物竞天择的过程中，成为人类最喜爱的家养动物。另有科学家认为，是狼自己驯化了自己，是一种不太凶猛的狼，在人类面前发现，追随人类，以他们的垃圾为食，比自己觅食，生存压力更小。于是它们跟着人类生活，慢慢成为人类的家养动物，后代也越来越驯服。生物学家雷蒙德·科平杰说：“当时所有的选择条件，其实只有一项，就是能在人类附近进食。”

最新的线粒体 DNA 差异研究显示，人类饲养狗应该是在 13 万年以前，早于饲养牛马羊猪鸡鸭鹅等家畜家禽，是所有动物中与人相依为命最早的动物。美国查尔斯顿学院狗研究专家诺瑞·努南说：“我们一直认为在很久以前，东亚地区就开始了一系列的野生动物驯养活动。事实上，他们的驯养历史比我们想象的还要久远得多，至少已有 10 万年历史。在当时，可能有一种‘原始狗’，寻求、满足于人类提供的温暖炉膛和舒适膳食，将人类作为保护者、提供者和好朋友；反过来，这种貌似狼的动物，则帮助人类狩猎。”美国俄亥俄州狗研究协会专家戴伯拉·林奇说：“这种‘原始狗’被驯养后，主人走到哪里，它们就会跟到哪里。这样一来，当人类迁徙到美洲，这些驯服的狗也就跟随人类来到美洲。狗追随人类的历史，比我们想象的还要久远得多，它们差不多与人类同时，从洞穴中走出来。在相处过程中，人类认识到，他们可以通过繁殖狗来为他们工作，而且两条忠诚的狗交配后出生的狗，依然忠诚，也仍然能够看家、放牧、狩猎和攻击敌人。”

既然狗起源于一种“原始狗”，如今为什么狗会有如此多的品种？戴伯拉·林奇是这样解释的：“不同狗种的形成，是因为在遥远过去的某一个时间段，人类按照不同目的对它们进行驯养，令其为自己提供特定服务。功能因素往往会影响物种的进化，这就是为什么警犬毛色经常是黑颜色的原因。”

跟人类的密切关系，给狗带来了莫大好处，但也给它们带来了一些麻烦。2005 年 12 月出版的《自然》杂志上，美国科学家公布的犬类基因图谱表明，人类基因比犬类多 300 余个；狗有 360 多种遗传疾病与人类相同。这是人类长期对狗进行选择性繁殖的原因，导致狗很容易患与人类同样的基因疾病，如心脏病、癌症、聋哑、失明和免疫性神经系统疾病等。

尽管所有的狗 99% 的基因是相同的，但剩下的 1% 的基因差异却决定了狗的品种。从遗传学的角度讲，正是由于不同的狗在外形上的巨大差异，但它们又有绝对相似的共同遗传基因，使狗成为进行遗传学研究的最佳对象。从分子层次上看，狼演变成狗后，几乎没有什么改变，它们的 DNA 组成几乎完全相同。

现在，全世界约有 5 亿条狗，其中五分之一在中国。自古至今，狗一直是人类友善的朋友和得力的助手。即便进入现代社会，牧羊、缉毒、破案、巡逻等工作，还都离不开狗。为盲人引路，与主人为伴，更是狗常做的事。正因为如此，狗在世界各地都受到人们的普遍宠爱和保护。世界许多国家都有各种与狗有关的协会，西方发达国家还有很多专门为狗设立的服务性机构。

我国为了控制狂犬病对人的威胁，曾一度采取过灭狗政策。随着生活水平的提高和医疗科技水平的进步，狂犬病已得到了有效的控制。近些年，我国已改变了对狗的非人道做法，各大城市都制定了一些合理、规范的养狗政策，使我国的养狗事业逐步走向合法正常的轨道。虽然因有些狗主个人缺乏公德，引发了一些社会矛盾，但从总体上看，养狗还是得到了全社会的理解和容忍的。

狗能成为人类的宠物，最主要的是因为它聪明伶俐、善解人意。据说狗的智商相当于3岁的孩子。绝大多数狗能够领会人的语言、表情和手势，甚至可以根据音调、音节的变化，理解人的意图，准确完成主人交给它的任务。狗对自己的住所和饲养过它的主人，甚至主人的声音，都有很强的记忆能力。英国有一条名人饲养过的狗，因故被他人收养，阔别近10年后，它在收音机里听到这位名人的声音，立即站起来，走到收音机旁，专注地倾听，直到一段长长的讲话结束，才若有所失地带着悲伤的表情，默默地离开收音机。狗有惊人的归家本领，能在千里之外返回主人的家中。据报道，美国有一对夫妇，带着他们的一条苏格兰牧羊犬，从美国西部的西尔巴顿到东部去旅行。当到达印第安纳州欧鲁克特时，狗丢失了，查找无果，他们只得继续自己的行程。过了半年，这条苏格兰牧羊犬带着浑身伤痕，回到他们西尔巴顿的家中。西尔巴顿距欧鲁克特足有3 300公里，很难想象这条苏格兰牧羊犬，是怎样找到距离如此遥远的家的。

狗的时间观念也强得惊人。主人如果定时给它喂食，带它遛弯，它就会记住那个时刻。主人因为忙，偶尔拖过了点，它就会在主人身边转来转去，以示提醒；如果主人没有领会，它就会发出哼哼唧唧的声音，表示不满。跟狗长期相处，也会使人变得勤快守时。许多狗主，无论日常事务多么繁忙，都会挤出时间带狗外出玩耍，这在客观上也保证了他们日常所需的运动量。健身教练和医生常告诫人们，为了健康，每天至少要用半小时进行运动，但多数人由于惰性作怪，坚持不了多久。而狗却很自然地让主人坚持了锻炼。养狗明显有利于人减轻体重。曾有研究者做过一个实验，将需要减重的人分成两组：养狗的和不养狗的。结果发现，在采取同样措施的情况下，一段时间后，养狗的人比不养狗的人，体重明显下降得更多。而且整个减重的过程中，养狗的人心情也比不养狗的人愉快。

之所以如此，不难推断，一个人靠理论坚持的运动，不免枯燥乏味，运动中想的不是消耗了多少“卡路里”，就是达到了多少“运动量”。时间长了，自然难以为继。与狗相伴则不同，运动时，你根本不会去想“运动量”“卡路里”，你的注意力全放在了狗身上。与狗互动的乐趣，转移了人的注意力，使运动和减重的过程变得十分轻松愉快。

狗给主人带来的好处，决不仅仅是促使主人增加运动量。作为人类历史久远的伴侣动物，它能给主人带来的感情上的安慰，是其他动物不能替代的。特别当主人寂寞时，更是如此。狗有助于主人保持良好心态。专门研究狗的专家指出，一般来说，养狗的人不容易得抑郁症。狗和主人的感情联系，有利于主人保持健康良好的心态。即便是沉默寡言的人，遛狗时也愿意和他人互动。

养狗有益于治疗孤独症、抑郁症和其他心理疾病。那些一时无法对他人打开心扉的人，养条狗可以帮助他缓解对社交的恐惧与焦虑；

那些有难言之隐，无法对他人启齿的人，他养的狗可以成为他最好的倾诉对象；不善于和人打交道、不会与邻居相处的人，狗是最好的中间人和话题。聪明、伶俐、友好的狗，甚至能给主人带来一个友好的社交圈。世界上，每一个人都会有面对孤独和意外伤害的时候，狗的存在，能极大地缓解和稀释这种孤独和伤害，使人调整心态，保持良好心情。这就是在同龄老人中，养狗者比不养狗者年轻10岁的奥秘。俗话说："笑一笑，十年少。"这个道理许多人耳熟能详，但面对艰难生活的考验，真正能笑出来的人并不多。研究狗的专家告诉我们，有狗的帮助，便很容易做到这点。

狗之外的宠物如鸟，也是一种对主人的健康大有裨益的动物。反映清末民初社会生活的小说中，都把养狗遛鸟说成是公子哥儿、遗老遗少们的恶习。殊不知，在正常情况下，遛鸟其实也是件有益身心健康的事。如今，在北方一些大中城市，清晨即在公园遛鸟的老者，为数不少。

养鸟能使人养成早睡早起的良好习惯，并增加养鸟者的运动量。鸟和养鸟者之间，也会建立起良好的感情。北京金台园里的一只小乌鸦和它主人之间的趣事，引起了金台园很多人的兴趣，有人还写成文章，刊登在园内的刊物上。

2013年6月的一天，这只小乌鸦还是雏鸟时，意外从巢中摔下来，被园内的年轻编辑小王带回家。小王父母心地善良，和女儿一道，精心救治、护理这只被摔伤的小乌鸦，并将它取名为丫丫。丫丫伤愈长大后，和主人小王一家之间，有了深厚的感情，仿佛成了他们的家庭成员。与人的亲密接触，使聪明的丫丫变得越来越大胆。除自由往来小王的家外，它还不请自到地飞到邻居家"探访"，有吃的就吃一点，没吃的转一圈又走了。后来，它居然每天早晨飞到金台园大院里，看晨练的人们打拳舞剑做操，在大家身边跳来跳去。

时而停在人脚上，啄人的鞋带；时而掀开人的裤角，啄人的袜子。丫丫赢得了众人的喜爱，渐渐有人特地带来水果、奶酪、点心喂它。有人围观，它毫不畏惧，独居中央，从容进食，一边吃，一边昂首晃脑，甚为得意。

单纯的丫丫误以为人人都喜欢它，不料却几次受到人的伤害。一次，一个年轻人和自己的儿子玩球，见丫丫在旁观看，竟然用球砸它，将它的腿砸伤，以致流出了鲜血。小王闻讯赶来，将其抱回家养治。这次伤害，使丫丫腿瘸了，10 天内都不会飞，只能单脚站在栏杆上，看喜欢它的人晨练。

丫丫喜欢与人亲近的性格，一年后又给它招来了祸害。2014 年初，它越过金台园，飞到墙外的小学操场，落到正在做课间操的小学生中间，又玩起了啄鞋带把戏。小学生们被逗得无心练操，秩序大乱。学校领导马上让保安驱赶丫丫，小乌鸦正在兴头上，没有理睬，保安只得将其抓捕，甚至想摔死它。好在被一位老女工阻止，并将其带回家，丫丫这才又躲过一劫。小王父母听小学生说，丫丫因为捣乱，被学校抓捕，立即赶到学校，请求归还丫丫。保安推说不知此事，几经交涉无果。还是小王编辑有能耐，她告诉学校，是小学生提供了信息。学校见无法隐瞒，便让保安给那位女工打电话，让其将丫丫送回。小王领回丫丫前，学校还让小王写了保证书，保证丫丫以后不再来学校捣乱。一纸保证才将其领回。

丫丫回家后，小王全家又喜又忧，他们犯难了：丫丫再这样在金台园自由自在地来往，以后难免出现意外。把它关在家里吧，它又“野”惯了。最后全家人一致不太情愿地做出决定：把它送走！小王的爸爸王树森事先去动物园踩了一次点，见水禽岛上鸟类很多，每天定时喂食，待遇不错。于是，一家三口共同护送丫丫来到动物园水禽岛。丫丫飞出去后，本以为它会很高兴，谁知它很快又飞回到主人身边。见主人要走，它咬住小王的裤脚不放，小王难过得哭了。小王妈妈扒开它的嘴，并告诉它，明天还会来看它，小王这才得以脱身。

此后整整一个月，已经退休的王树森两口子，天天坐地铁从东城到西城来看丫丫。两口子每天的运动量都很大，但一天不去都放心不下，每次去还都给它带去吃的。越这样越离不开，每次离开动物园，都得躲着走。清明节时，小王一家外出扫墓，王树森夫妇两天没去动物园。再去时，丫丫始终不离左右，即便上树，也一直盯着他们。这天傍晚，他们准备离开时，丫丫马上飞到他们身边，叼住小王妈妈的手不松口。这一叼，传递了丫丫对主人的不舍之情，小王妈妈刹那间几乎落泪，对丫丫说："回家，咱们回家！"

于是，丫丫在动物园生活了 10 个月零 5 天，又回到了小王家。为了避免它再出去闯祸，家里给它买了一个一米见方的铁笼子，让它居住。王树森夫妇经常从六楼拎着铁笼子下楼给它放风，看着它玩耍，飞远了就将其叫回来。丫丫有了经验教训，变得更听话了。傍晚，它在树上蹦跳时，小王妈妈一声："下来，回家了！"它立即听懂了，稍作磨蹭，便飞下来，钻进笼子。鸟和人之间，达到如此境界，的确能使主人身心愉快。小王父母自从有了丫丫，每天都很充实，有干不完的活，给丫丫洗笼子，买吃的，带它去放风、遛弯。虽然事多了，他们的身体状况却更好了。

许多事实都表明，宠物的确可助抗衰老。尤其是对那些内向、忧郁、孤独的人，养宠物更有好处。为了自己的健康，人们都不妨试养一种宠物吧。

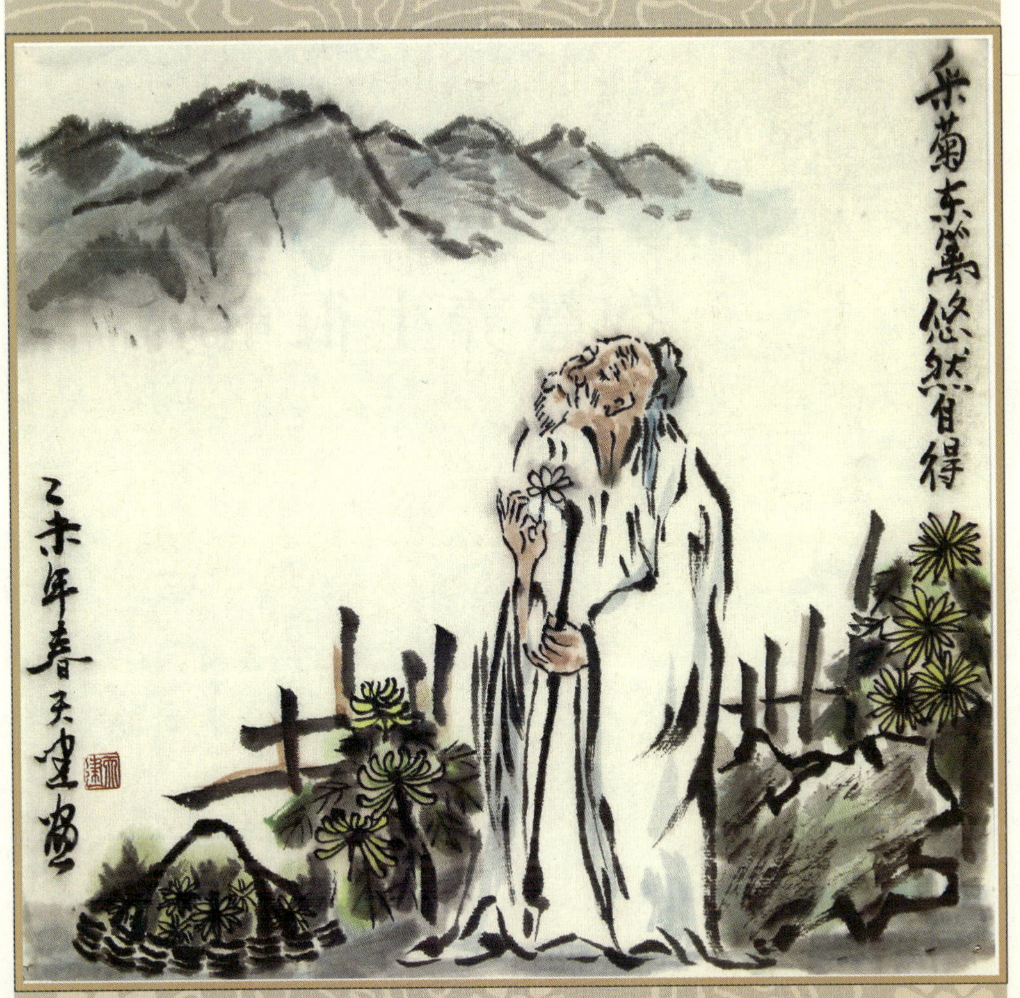

智慧养生很重要，要注重精神饱满、乐观少欲、辩证思考、知足常乐。

第十五章

智慧养生很重要

养生的道理，很多人都懂，实践起来却很难。我国唐代著名医学家，民间尊为“药王”的孙思邈就认为，养生有五难：名利不去为一难，喜怒不除为二难，声色不断为三难，滋味不绝为四难，神虑精散为五难。就是说，人活在世上，很难免俗，很容易耽于名利、喜怒无常、沉迷声色、饮食无度、殚精竭虑、耗散精力。这都是没有智慧的表现，与养生之道是背道而驰的。

当今社会，正处于社会转型期，机遇与挑战并存，诱惑和陷阱同在，工作与生活的节奏又快，使人不由自主地受权力地位、金钱美色、灯红酒绿的诱惑，深陷其间，难以自拔。保健养生却无暇顾及，到健康出现问题，已悔之晚矣。

其实，这种情况，历朝历代都曾出现过。每当社会转型之际，人心浮躁、行为失措的现象就会抬头。孙思邈生活的唐初、唐中时期，也是生产力快速发展、物质财富迅速增加、社会急剧变化的时期。具有高度智慧的孙思邈，看到当时的社会现象，不以为然，曾批评其时的唐人：“纵情恣欲，心所欲得，则便为之，不拘禁忌欺罔幽明，无所不作，自言适性，不知过后一一皆为病本。”可见当时追名逐利，不择手段；纵欲无度，不知节制；率性妄为，不计后果的，大有人在。

孙思邈是一个智慧超越同时代人的智者，他早已看透人生，深知纵情声色犬马的危害。他淡泊名利，立志为民。唐太宗李世民钦佩孙思邈的为人和医术，即位之初，就要授予他爵位，他坚辞不受；显庆二年（657 年），唐高宗李治召见他，要拜他为谏议大夫，他再次坚辞不受。他目睹百姓缺医少药的痛苦，立志做一个救死扶伤的医生。他收集历代名医的临床经验，结合自己的医疗实践，写出了《备急千金要方》和《千金翼方》这两部流传千古的著作。这两本书合称《千金方》。之所以冠以“千金”二字，孙思邈解释道：“人命至重，有贵千金，一方济之，德逾于此。”他珍视人命，认为它重逾千金。故他重视养生，并身体力行，活到了100 多岁。孙思邈养生，最看重的是精神层面上的养生，这就是智慧养生。

他认为，养生难，难在心神难宁，意志不定。对吃什么，补什么，他并不很在意，他主张：“行气不已，亦可长年。”认为用调气法，也可延年益寿。具体做法是：第一步，每天早晚，面向太阳，盘腿而坐，双手手心向上，置于膝盖，慢慢放松全身，口吐浊气，吸入清气；第二步，慢慢地向前后、左右、上下等方向，舒展双臂，同时尽量张大双眼和口，如狮子状；第三步，恢复原状，调整呼吸，轻轻叩齿，按摩双眼，手指稍稍用力按摩头部，轻捻耳垂；第四步，抬高双腿上下震动，刚开始时，可以量力而行，锻炼一段时间后，可以做 80 ~ 90 次。闭上眼睛，清空心中一切杂念，想象自己置身于澄明的天空和悠悠的白云之下，并想象这种清新的感觉由头顶向下，到发根、脖子、骨骼、四肢五脏，感觉好像精神承受了一次雨水的洗涤滋润，直到腹中有汩汩的声音。此时，继续集中精神，清除杂念，不一会儿，就会感觉元气到达气海穴。此刻，就会感觉身体清健，四肢舒展放松。

因怕有人觉得上述方法过于烦琐，孙思邈还介绍了一种临睡之前调气养神的方法：临睡之前（前半夜），在床上铺上厚软的褥子，不用枕头，仰卧在床上，舒展手脚，双手握脚拇指，双手离身体四五寸，双脚相距也四五寸。上下牙齿相叩数次，吞咽唾液，深呼吸。如果有余力，还可以憋气，从口中细细吐气，直到吐尽。还可以从鼻中细细吸气，然后憋住，在心中数数，数得越多越好。

孙思邈的智慧，还在于他很注意根据一年四季气候的变化，来调整自己的心神情志。随气候变化，增减衣服，调整起居，这是人之共识，但调整精神却未被人重视。他说："天有四时五行，以生长化收藏，以生寒暑燥湿风。人有五脏化五气，以生喜怒悲忧恐，故喜怒伤气，寒暑伤形。暴怒伤阴，暴喜伤阳。故喜怒不节，寒暑过度，生乃不固。人能依时摄养，故得免其夭枉也。"

他在《备急千金要方·养生序》中，明确提出了顺应四时的精神养生法：

春三月，此谓发陈。天地俱生，万物以荣，夜卧早起，广步以庭，被发缓行，以使志生，生而勿杀，予而勿夺，赏而勿罚。此春气之应，养生之道也。

夏三月，此为蕃秀。天地气交，万物华实，夜卧早起，无厌于日，使志无怒，使华英成秀，使气得泄，若所爱在外。此夏气之应，养长之道也。逆之则伤心，秋为痎疟，奉守者少，冬至重病。

秋三月，此谓容平。天气以急，地气以明，早卧早起，与鸡俱兴，使志安宁，以缓秋刑，收敛神气，使秋气平，无外其志，使肺气清。此秋气之应收养之道。逆之则伤肺，冬为飧泄，奉藏者少。

冬三月，此为闭藏。水冰地坼，无扰乎阳，早卧晚起，必待日光，使志若伏若匿，若有私意，若已有得，祛寒就温，无泄皮肤，使气亟夺。此冬气之应，养藏之道也。逆之则伤肾，春为痿厥，奉生者少。

他的四时精神养生法的核心，就是主张人要与自然息息相关，融为一体。人必须依靠天地之气，才能生存；必须顺应季节生长收藏的规律，才能成长。因此，人的养生，必须顺应自然，不但要适应气候的变化，注意生活起居，还要根据季节调养精神。

智慧养生，首先要乐观少欲。积极乐观的人，精神状态充满正能量，能激发人机体中健康向上的功能，能增强人对社会环境的适应能力，可抑制疾病的发生。孙思邈在《千金方》中说："善摄生者，常少思、少念、少欲、少事、少语、少笑、少愁、少乐、少喜、少怒、少好、少恶。行此十二少也，养性之都契也。""十二少"的核心，讲的是"思无邪"，就是让人们要尽量减少不利健康的杂念私心，这是智慧养生的关键。孙思邈进而指出了对健康有害的"十二多"：思虑过多，则容易精神倦怠；欲望过多，则容易贪图享乐，丧失斗志；多愁善感，则容易无精打采；事务缠身，则身体易感疲惫；说话过多，则容易伤气；大喜大笑，则会损伤内脏；常年抑郁，遇事则往往惊恐不安；寻欢作乐，则注意力难以集中；欣喜若狂，则记忆力、判断力都会受损；暴躁易怒，则会引起身体各个器官失调；爱好太多太滥，则容易玩物丧志，对其他事物失去兴趣；愤世嫉俗，处事偏激，则会使人面目憔悴，郁郁寡欢。孙思邈认为，这"十二多"如果得不到控制，人体就会气血失调，功能紊乱。如果做到"十二少"，则"可居瘟疫之中而无忧疑"矣。他还说，要做到这点，既要摒除外界的诱惑，言、行、坐、立时，不得浮思妄想，欲壑难填，心生恶念，又要保养好肝、心、肺、脾、肾这"五神"。

孙思邈将其"十二少""十二多"的精髓，编成了《养生铭》：

怒甚偏伤气，思多太损神。

神疲心易役，气弱病相侵。

勿被悲欢极，当令饮食均。

再三防夜醉，第一戒晨嗔。

亥寝鸣天鼓，寅兴漱玉津。

妖邪难犯己，精气全自身。
若要无诸病，常当节五辛。
安神宜悦乐，惜气保和纯。
寿夭休论命，修行在本人。
若能尊此理，平地可朝真。

孙思邈的《养生铭》，浓缩了他智慧养生的精华，被后人刻成了石碑，立在他故乡陕西耀县（现陕西省铜川市耀州区）的药王山，每年到此朝拜观瞻的人，络绎不绝。人们在表达对药王崇敬的同时，也在祈求自己的健康。但如不能领会孙思邈思想的精华，恐怕只会是竹篮打水一场空。

智慧养生，最重要的是精神境界。东晋名士陶渊明在《饮酒·结庐在人境》一诗中说："结庐在人境，而无车马喧。问君何能尔，心远地自偏。采菊东篱下，悠然见南山。山气日夕佳，飞鸟相与还。此中有真意，欲辨已忘言。"他在诗中表达的，并非一种生活方式，而是一种精神境界。他追求的，不是红尘中追名逐利、热闹喧嚣的场景，而是远离尘嚣、恬静安谧、与世无争的生活。你看，在风景优美的大自然中，他采菊东篱，悠然自得，呼吸着清新的空气，看倦鸟还巢，境与心的融会贯通，简直妙不可言。只有智者才可能追求这种境界，这也是典型的智慧养生。

智慧养生，着重点不是物质，而是精神。从精神层面来看，要恬淡宁静，安心凝神，无欲无求，乐观豁达。达到这种精神境界，就能宅心仁厚，积善成德。中国传统的中医理论认为，德高者五脏淳厚，气血匀和，阴平阳秘，所以能健康长寿。中国古代的哲者，也很赞成这种观点。庄子说：有修养的人，"平易恬，则忧患不能入，邪气不能袭"。管子则说："人能正静，皮肤裕宽，耳聪目明，筋信而骨强。"荀子也说："有德则乐，乐则能久。"孔子的话最明确：

"大德必能得其寿。"孙思邈的观点最全面，他认为，"德行不克，纵服玉液金丹，未能延年"，"道德日全，不祈善而有福，不求寿而自延，此养生之大旨也"。

道德恶劣者病多寿短的例子，比比皆是。巴西有一位学者，经30年研究发现，有贪污受贿罪行的人，癌症、心脏病、脑出血发病，远远高于正常人群。美国密西根大学调查研究中心，曾对2 700人进行跟踪调查，发现善恶会影响一个人寿命的长短。助人为乐，与他人融洽相处的人，寿命明显延长；而心怀恶意，损人利己，与他人相处不融洽的人，死亡率是正常人的1.5倍。美国心血管专家威廉斯博士，从1958年开始，对225名医科大学学生进行跟踪调查，发现因心脏病而死亡者，恶人是好人的5倍。真应验了"君子坦荡荡，小人长戚戚"这句古语。由此可见，道德修养对人机体的健康，有着不容忽视的影响。

孔子的基本思想是"己欲立而立人，己欲达而达人"，"己所不欲，勿施于人"。这一思想的核心是"仁"，具体可概括为恭、宽、信、敏、惠、智、勇、忠、恕、孝、悌等。"恭"，就是谦虚、尊敬；"宽"，就是宽厚、宽容；"信"，就是诚信、信义；"敏"，就是勤勉、聪慧；"惠"，就是柔顺、温良；"智"，就是明智、多谋；"勇"，就是勇敢、无畏；"忠"，就是忠诚、忠义；"恕"，就是仁爱、宽宥；"孝"，就是孝顺，善待父母；"悌"，就是敬爱兄弟。一个人能做到这些，其心境的豁达、宽阔，可想而知。"仁者寿"，说的是仁心延寿的道理。善良的人，内心坦荡无私，没有杂念，身心舒展，没有焦虑，疾病不易缠身，自然健康长寿。而心怀恶意者，整天算计如何害人，又日夜担心别人报复，寝食难安，自然很容易得病折寿。

所以，有智者言："常观天下之人，凡气之温和者寿；质之慈良者寿；量之宽宏者寿；言之简默者寿。盖四者皆仁之端也。”

智慧养生，必须有辩证观点。凡事过则为患，要掌握分寸，把握好度。人生在世，不可能一生风平浪静，一帆风顺，总会遭遇曲折，经历坎坷。在这种时候，一定要超越自我，“冷眼向阳看世界”，把个人命运放在时代大背景下去观照，相信风雨总会过去，阳光仍会普照。明末清初思想家王夫之根据自身经历与实践，总结出的“六然”“四看”做人原则，其实也是智慧养生的经验。所谓“六然”，就是：“自处超然”，即超凡脱俗，超然达观；“处人蔼然”，即与人为善，和蔼相亲；“无事澄然”，即澄然明志，宁静志远；“失意泰然”，即不灰心丧气，处之自若；“处事断然”，即不优柔寡断；“得意淡然”，即不居功自傲，忘乎所以。所谓“四看”，就是：“大事难事看担当”，困难时看能不能担当起责任；“逆境顺境看襟怀”，看不同境遇能否承受得起；“临喜临怒看涵养”，看能否做到宠辱不惊；“群行群止看识见”，看在群体行为中的见解，能否做到去留无意。“六然”“四看”，充满了辩证法，能做到这些，便能“知足不辱，知止不耻，当行则行，当止则止”。

但是，就像道德修养一样，明白容易，做到很难。辩证地处理各种问题，要在人生实践中，经过反复曲折的磨炼，才可能做到得心应手。能注意自己的道德修养，又能辩证地处理各种问题，可以说，已经达到了智慧养生的最高境界。

在人生的道路上，不刻意强求，顺乎自然的人，反而能走得更远。这实际上也是一种人生智慧。这就是“心安而不惧”的道理。东汉学者王充认为，益寿之道，贵在顺乎自然，所谓“无为”之也。他在《论衡》中说，“人生皆当受天长命”“人生与天地，天地无为，人秉天性者，亦当无为”“人本于天，天本于道，道本其然，顺乎其然，即是最上之养生之道”。《黄帝内经》中也说，“上古之人春秋皆度百岁，而动作不衰”，原因在于上古之人，“法于阴阳，和于术数”，顺应自然。古代很多长寿者，都居住在山野乡村，甚至穷乡僻壤，他们多数人没有多少文化，没有研究过长寿之道，只是一切顺其自然，日出而作，日落而歇，有什么吃什么，却身体健康，以尽天年。

现在，有不少人，非常注意保健养生，经常检查身体，留神身体的各项指标，如血糖、血脂、血压、尿酸等，稍微偏高，就这也不敢吃，那也不敢碰。有些医生也认为，肉食、禽蛋、鱼虾等高蛋白质、高脂肪的食品，宜少吃为妙。特别是老年人，更应忌口。这种观点对特定人群，并非没有一定道理，但强调过分了，对健康却没有好处。饮食也应顺乎自然，自己想吃什么，尽管去吃，当然量应适当控制，不宜贪食过饱。古人认为，“平生爱食之品最可养生”。明明爱吃的东西，却因为想到某些指标，而硬是压抑自己的食欲，在生理上和心理上，都会有不良反应，对养生并没有好处。爱吃的东西不敢吃，一味挑食、节欲，时间长了，会影响食欲，造成营养不良，气血日亏。最终导致本元渐衰，御邪无力，很容易得病。本想靠注意饮食养生，结果却适得其反。

饮食亦应顺乎自然，是养生中一种不可或缺的智慧，是顺应自然规律的明智行为。在人生延年益寿、防老抗衰的进程中，顺乎自然者，定能受益无穷。倘若违背自己的习惯和爱好，刻意养生，勉强自己去遵守那些偏执极端的养生戒律、教条，不想做的硬去做，不想吃的硬去吃，相当于去过苦行僧的生活，对身体并无明显好处。这种养生可说是毫无意义的。

智慧养生，还一定要少私寡欲，淡泊宁静，知足常乐。古代的智者主张：养生要“恬淡虚无”“志闲而少欲”。还说：“若能清心寡欲，久久行之，百病不生。”《太上老君养生诀》中也说：“要当先除六害，然后可以保性命，延驻百年，何者是也？一者薄名利，二者禁声色，三者廉货财，四者损滋味，五者除佞妄，六者去妒忌。”诸葛亮的名言：“非淡泊无以明志，非宁静无以致远。”也包含了这一观点。无数事例也证明，只有私心少、欲望淡的人，才能淡泊宁静。那些私心太重、欲望无度的人，情绪总处于波动状态。所以，养生应提倡七淡：淡泊名利，淡漠荣辱，淡忘年龄，淡忘形体，淡化衣食，淡薄情怀，淡水交友。能做到七淡，就能在人生道路上始终心静如水，情绪稳定，处事不惊。

不久前去世的日本“昭和棋圣”吴清源，就是一个靠淡泊宁静、少私寡欲得享百年的楷模。吴清源原名吴泉，1914 年生于福建闽侯县（今福州市）的一个盐商家庭，后随父母投奔外公而迁居北京。其父吴毅留学日本学习法政期间，开始痴迷围棋，达到了业余三段的水平，归国后带回了大量难得的日本棋书。吴毅之子吴泉因小时患病，不能进行激烈运动，吴毅便鼓励他学习围棋。岂料吴泉对围棋有过人天赋，看棋谱过目不忘。他除了学习吴毅带回的日本棋书，还认真吸收我国古代棋谱的精华，提高很快。在击败福建同乡林贻书后，“围棋神童”之名不胫而走。吴泉 11 岁时，经段祺瑞棋客顾水如引荐，进入段府，深得段祺端喜爱，每月资助其大洋 100 元。吴泉出名后，常与达官名流们周旋。当时的社交界，忌讳连名带姓称呼别人，认为那是不恭敬。吴泉虽是小孩，别人也像大人一样对待他。顾水如的一位朋友便给吴泉取了个号，由“泉”字引出“清源”二字。从此，吴泉便成了吴清源。

吴清源的棋艺，引起了日本棋园重要人物濑越宪作的注意，便推荐他到日本学棋，这一年，他才 14 岁。吴清源东渡扶桑后，在日本棋坛“横扫千军如卷席”，创造了 15 年“天下无敌”的辉煌业绩。虽然吴清源战无不胜，他棋道的要旨却是“六合之棋”。他崇尚的是阴阳调和、和谐。他认为，和谐是势力与实地及分寸上的和谐，十分微妙。围棋是一种艺术，又是一种生命的哲学。对弈的最终目的，是从中领略圆满调和的“道”，追求棋艺和人生的共同完美。正是这种淡泊名利、纯粹求道的精神，使他远远超越了只争胜负的棋士，形成了自己极其充盈丰沛的人格。

他在日本是名满天下的“棋圣”，生活却并不顺利。他曾一度居无定所，辗转漂泊，甚至被视作没有国籍、没有身份的人。但是，对通过棋道一心追求生活真谛的吴清源而言，这些不幸都宛若浮云。香港著名作家金庸先生也酷爱围棋，他对吴清源的评价十分中肯：“吴先生的棋艺不存在一些高超的精妙之着，而在于棋局背后所蕴藏的精神与境界”，“吴先生毕生所追求的，其实是一个崇高的心灵。只因为他的世俗事业是围棋，于是这崇高的心灵便反映在棋艺上”。

吴清源在围棋界，可以说是寿命最长的人。他之所以长寿，在于他任何情况下都保持着平常心，心静如水。据他家人和弟子说，他是一个生活特别单纯简朴的人，给他做饭，一年365天让他吃一样的，他也不反对；很多衣服，衣领破了还在穿。对什么贵什么便宜这样的琐事，极少与人争论。吴清源也曾对人说，每当痛苦时，就背白居易的诗：“蜗牛角上争何事，石火光中寄此身。随富随贫且欢乐，不开口笑是痴人。”许是领悟了这首诗的精髓，吴清源才能在一生中，面对任何情况，都泰然处之。这也是他养生智慧之所在。

百岁老人中，有吴清源这精神境界和生活智慧的人，为数不少。这可能就是他们得享百年的奥秘。也可以说，他们都是智慧养生的受益者。

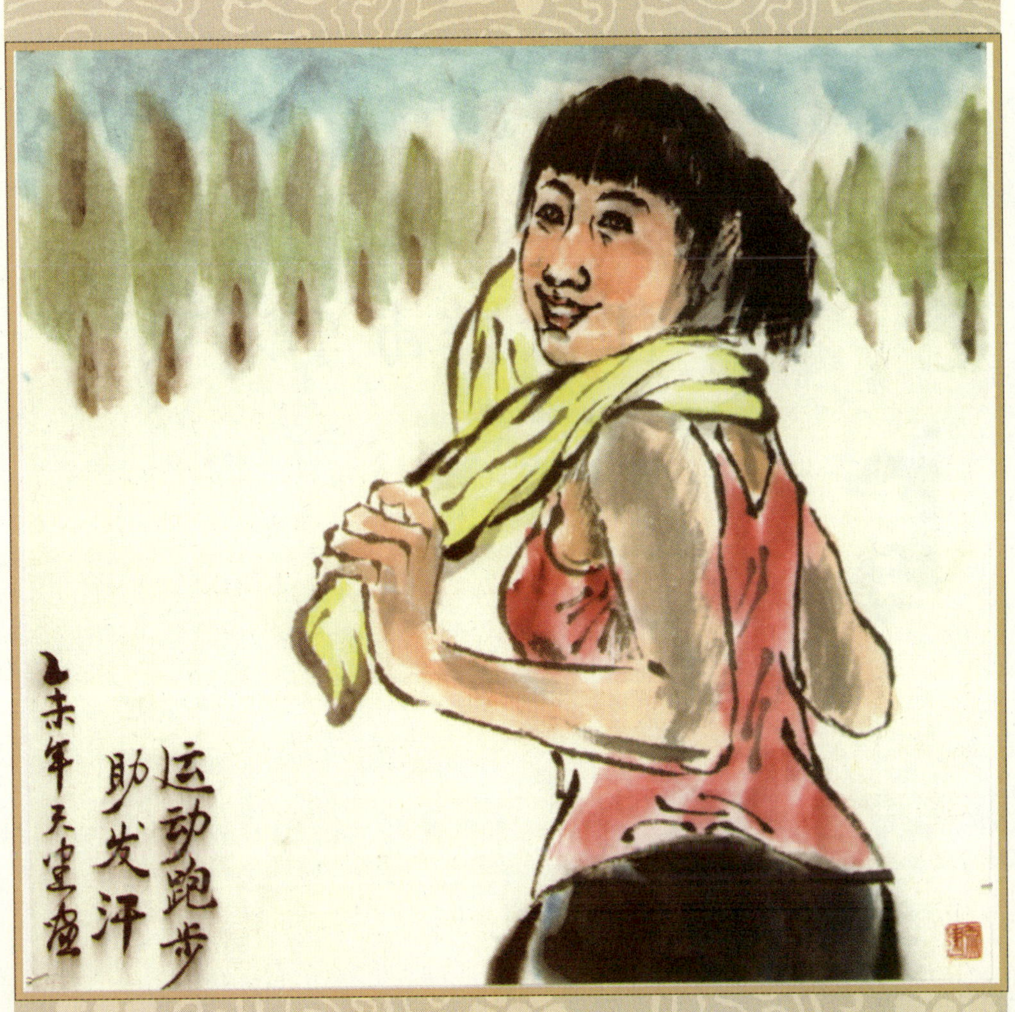

想要青春常驻、延年益寿，除讲究养生，还要注意排毒。

第十六章

注意排毒享寿高

想要青春常驻、延年益寿，除讲究养生，还要注意排毒。这一点往往被人忽视。有人可能会说，我很在意饮食，从不沾含有害物质的食品，哪来的毒呢？有这种想法的人，主要因为不知何为毒、毒从何来、为何要排毒。

这里所谓的“毒”，和氰化钾、鹤顶红、毒鼠强、马钱子等毒药无关，除被毒和误服外，人体内不可能有这些毒。这里所说的毒，是指会影响人体健康的物质。人类是生活在自然界的有智慧的生物，在自然界占绝对统治地位。人除了吃自己种植的五谷杂粮、养殖的家禽家畜外，自然界其他能吃的动植物，也都可当作盘中餐。人是大自然的饕餮之徒，在吃遍世界的同时，其实也将动植物中所含的有害有毒物质，尽食体内。在新陈代谢正常的情况下，人体有健全的排泄功能，能有效地将这些有害废物排出体外。人拉屎、撒尿、出汗，其实都是排泄废物的过程。如果身体欠佳，内分泌紊乱，新陈代谢功能失调，这些有害有毒的废物，就会滞留体内。积以时日，问题就会越来越严重，人的健康状况也会越来越差。

人年轻时，新陈代谢功能旺盛，人体内的有害废物，会很及时地排出体外；人年龄大了，新陈代谢功能减弱，人体内的有害废物不能及时排出，就会在体内积存下来，形成各种有害症状。这就是人年老体衰的原因。长期便秘的人，肠内的有害有毒物质排不出来，就会在体内反复循环，出现失眠、焦虑、烦躁等现象，还会有腹胀、口臭、出现色斑等症状。体表毒素过多的人，肤色容易暗淡，皮肤会出现痘疮或斑痕，面部有明显色素沉淀的迹象。血液中所含毒素过多，就会出现血糖高、血脂高、血压高和动脉硬化、肥胖等状况，有的人看起来红光满面，实际上病得不轻。

进入现代社会，生产力固然有明显提高，但在利益驱动下，化肥、农药和各种添加剂，在种植业和养殖业广泛使用；环境和水源，也在工业化、现代化的进程中，被普遍污染。人们的食物，已很少有绿色食品和环保食品。人们生存必需的食品，无论吃的还是喝的，都多多少少含有各种有害物质。有关机构曾做过专门调查，证实现代人的一生，要接触近200万种不同的化学物质，其中有8万多种是经常接触并且危害健康的物质。另据有关专家统计分析，人们每吃1盘蔬菜，就会吃下0.01%的农药，也就是说，如果累计吃了10盘蔬菜，就等于吃了0.1%的农药。吃肉类、鱼类和禽类食品，也都同样吃进了微量的添加剂。

这样说，并非危言耸听，而是要告诉大家，饮食男女，在大饱口福时，不知不觉也会摄入各种有害有毒物质。对此一定要引起足够重视，饮食之际，选择也很重要。

知道在饮食时会无意中吸入有害物质，也不用紧张，更不用过分忌口挑食。有些人，这个不敢吃，那个不想吃，生活中过分讲究卫生，其实对健康并不有利。要知道，人体自有一套完整的排毒体系，一旦有毒有害物质达到一定的量时，排毒体系就会启动排毒程序，发挥排毒功能，将有毒有害物质及时排出去。人体最主要的排毒通道，是排便口和排尿口，有毒有害的废物，绝大多数是从这两个口排出去的。如果积攒的有毒有害物质过多，人体也会启动其他的孔道，如毛孔甚至眼、耳、口、鼻。毛孔是人体很重要的排毒通道，它们位于人体表皮，分布面积很大，排便口和排尿口不能及时排出的东西，排毒体系就会启动毛孔，让一部分有毒物质，从毛孔排出去。人的皮肤上有时会生痘长疮，其实就是皮肤排毒的反应，用不着紧张。毒物排出后，自会恢复正常。膀胱不能及时排出的毒素，甚至会通过上呼吸道，由鼻子、嘴巴排出。耳朵排出的主要是蛋白质、脂肪类物质形成的毒素，排出的东西就是耳屎。上述孔道都来不及帮助排毒，毒素就会在体内积蓄，使身体状况越来越差。

人体内的五脏六腑，在排毒体系中，均担负着十分重要的作用。特别是五脏：心、肝、脾、肺、肾。这五脏，从以解剖学为基础的西方现代医学观念上看，只不过是人体内的五个器官而已。但从我国历史悠久的中医来看，它们在人体的新陈代谢过程中，发挥着至关重要的作用。它们在人的排毒体系中，都是不可或缺的环节。

其中，心被称作君主之官。这一称谓来自《黄帝内经》。书中说，“心为君主之官，神明藏焉”“心者，五脏六腑之大主”。心五行属火，是五脏六腑的君主，主管精神意识，负责统率协调人体所有的脏腑。心与脉紧密相连，密不可分。心是发动机，推动血液在脉管中运行，将血液中的营养送到全身。心是通过心气来完成这一任务的。心气的盛衰，可以通过脉象观察出来。中医号脉，就是这个道理。心气旺盛，血脉充盈，则脉搏舒展，均匀有力；心血不足，血亏气短，则脉象细弱，节律不齐。

心和小肠，还通过经络，形成表里关系。两者经脉相连，气血相通，相互协调；一旦得病，又互相影响。如心火过旺，除出现口烂舌疮外，还会有小便灼热疼痛、尿色赤黄等小肠热证，这就是心热移于小肠。如小肠湿热，也可顺经脉移至于心，便会出现心烦意乱、口舌糜烂等症状。治疗时，既要清泻心火，又要去除肠热，相互关照，才能标本兼治。

心和脾，也经常形成相互影响的关系。脾胃储气血之源，脾气旺盛，心主之气血自然充盈，其运行之营养，便能畅达全身，人体自然健康；反之，脾气虚弱，心的气血来源不足，就会导致心血亏虚，人体显然也会虚弱。此外，如心思太重，耗神费心，也会影响脾的健康。

由此可知，心和其他脏器，关系异常密切，只有达到和谐一致，才能正常运行，体内之毒才能得以及时排出，人体方能保持健康良好的状况。如关系失常，毒素不能及时排出，就会积毒于心，失衡于身。最常见的症状是舌头溃疡。从经络上看，心的气血与舌头相通，心的气血强弱、热寒，都可在舌头上看出来。舌头上有溃疡，或舌苔过厚，基本上可以判断此人内火过热，也可说是火毒已攻心。火毒攻心，还会在额头上反映出来，在此部位，会不断长痘，此起彼伏。

西医对心脏功能的认识与中医不同。西医认为，心脏就是供血的一个功能性的泵，此外没有别的作用。中医则认为，心脏是君主之官，主管人的精神思维活动，所以有“神明藏焉”的说法。心脏功能正常时，人的神志就清楚，思维就敏捷。心脏功能失常时，人的心智就会出现问题，导致出现乱梦颠倒、心烦意乱、狂躁不安，严重的甚至会出现喜怒无常、失眠健忘、昏迷不醒等症状。因此，必须高度重视心脏的健康，避免毒火攻心。如果出现心悸、气虚、盗汗、失眠、多梦、健忘、遗精等症状，就应及时求医，设法排除心毒。

排除心毒，有很多方法。最简单的是吃苦排毒，可用莲子心泡茶服用。莲子心性寒味苦，可发散心火，且不会损伤人的阳气，是最好的化解心脏热毒的食物。据说，清朝乾隆皇帝到承德避暑山庄消夏时，都会饮用荷叶露珠泡的莲子心茶，以养心益智、调养元气、清火解毒。荷叶露珠，就是荷叶上的露水，太阳出来，露水就会挥发，想在日出之前采集到够泡茶的分量，寻常人恐怕难以做到。只有皇帝，才可以不计成本地驱使大批人，日出之前守在荷塘，为其采集。没有荷叶露也想泡莲子心茶，可在茶中加些竹叶或鲜甘草，以增强莲子心的排毒功能。绿豆也是清火排毒的食品，它有清热利尿的作用，可有效化解并排出心脏的毒素。食用时，将绿豆制成绿豆浆、绿豆汤、绿豆糕，效果最佳。

按压与心脏有关的穴位，也可起到为心脏排毒的作用。主要的穴位有少府穴和劳宫穴。这两个穴位都在手掌心。前者是握拳时小指指尖处；后者是握拳时无名指和中指指尖处。《黄帝内经》说："汗为心之液。"人们可能都有这样的经历，在紧张焦虑时，手心会出汗。手中的汗液，是心火动了心阴，才在手掌中冒出来的。心火妄动，心神不宁，是阴虚火旺的表现。中医称之为五心烦热。所谓五心，指的是心脏加两手手心和两脚脚心。五心烦热，就会心烦意乱，情绪波动，手心脚心都会发烫，甚至有火往外冒的感觉。按摩少府穴和劳宫穴，可以缓解出汗的症状；也可解五心烦热，但按摩时，除上述两穴外，还得加脚心涌泉穴。按摩的方法是，用一只手握住另一只手，四指托手背，大拇指放在手心，使劲按压少府穴和劳宫穴，不断揉动。时间 1 分钟左右。按摩涌泉穴，也可用大拇指。

心脏排毒，要掌握最佳时间。中午午时前后，心脏功能最强，那时，最好按摩一次。按摩前，可吃些保心的食物：杏仁、花生，含对心脏有益的氨基酸和不饱和脂肪酸，可降低患心脏病的风险；薏仁含水溶性纤维，可加速排除胆固醇，保护心脏；黑芝麻含不饱和脂肪酸和卵磷脂，可维持血管弹性，防止动脉硬化。

肝脏是人体的将军之官。《黄帝内经》中称："肝者，将军之官，谋虑出焉。"它是人体中最大的腺体，也是最大实质性脏器。肝脏有分泌和排泄胆汁的功能，在一天中可制造胆汁 1 升，由胆管送至胆囊，在那里储存与排放。胆汁可促进小肠消化和吸收脂肪。肝脏另一个重要的功能是解毒。通过嘴吃进并由肠吸收的有毒物品，以及体内产生的毒素，都需依靠肝脏分解，以无害物质形式排出体外。如，肠道腐败菌分解蛋白质会产生氨，氨经肝脏分解成尿素，再由尿中排出。肝脏可以说是人体解毒体系中很关键的一环。

肝脏的疏导排泄功能，直接影响脾胃功能的发挥。肝脏健康，脾胃消化吸收的功能就会处于良好状态。反之，脾胃的消化吸收功能就会失常，便会出现食欲不振、消化不良、腹胀泛酸甚至腹泻等症状。中医称这些症状为“肝胃不和”或“肝脾失调”。

人的精神活动，除和心脏有关外，也和肝脏的疏导排泄功能有关。肝脏的功能正常，人体自身的精神状态也就正常，便会心情舒畅、精神愉快、思维活跃；功能失常，则会精神抑郁、多愁善感、憋屈压抑。但是，肝脏的疏泄功能过度，也非好事，就会出现莫名兴奋、情绪激动、头昏脑涨等症状。

肝脏如不能正常排除毒素，毒素就会积蓄于肝，并在指甲上表现出来。人在健康状态下，双手指甲的根部，应有8~10个乳白色的小月牙，它们的颜色越白越好。若小月牙少于此数，或颜色发灰，就需要注意了，它们在提示你，肝脏有问题了。指甲上的小月牙，学名半月痕，俗称小太阳，能反映人的精力和元气的状况，是观察人体健康的窗口。中医认为，“肝主筋”，“爪为筋之余”，爪就是指甲。肝脏健康，肝血充盈，指甲便红润、坚韧；肝血不足，指甲就会枯槁、薄软，甚至凹陷变形。对指甲上的信号，一定不能掉以轻心。

肝与人体的健康关系极大。肝功能和气的运行关系密切。肝功能失常，气的运行就会受阻，就可能出现胸部或小腹胀痛。气是血液运行的动力，气顺畅，则血液运行正常；气阻滞，则血液运行淤缓。肝脏排毒不及时，气血就会滞淤，人体便出现不适：男的胸胁刺痛，严重的长出肿块；女的经行不畅，严重的会痛经或闭经。此外，还会出现偏头痛、脸上长痤疮、视力模糊、心情抑郁等症状。

排放肝毒，首先要少吃荤腥食品，多吃青绿色的素食，亦可服用柠檬和蜂蜜。这些食品，可以舒肝顺气，缓解郁闷，是有助肝排毒的食品。枸杞子也是补肝的良品，《本草纲目》说，常服它有“坚筋骨，轻身不老，耐寒暑”的作用。中医认为它可以有效提升肝脏抵抗毒素的能力。吃枸杞子，以咀嚼为好，每天吃10颗。需要提醒的是，外邪湿热、脾虚及腹泻的人，最好别吃。

按压有关穴位，也可有助肝脏排毒。与肝脏关系密切的穴位，主要有太冲穴，它在足背第一、第二跖骨结合部之前凹陷中。每次可用拇指在两只脚交替按压，搓揉3～5分钟，有轻微酸胀感即可。除太冲穴，还可按压搓揉期门穴。该穴位于胸部，乳头下2寸左右位置。

肝脏排毒的最佳时间，是在半夜子时左右。这段时间，是肝脏排毒最活跃最旺盛的时间，肝脏排毒在人进入睡眠时效果最好。为保证肝脏顺利排出毒素和废物，此时最好不要加班熬夜。

脾在人体中，也是一个很重要的脏器，但往往被人忽视。中医称脾为“仓廪之官”。它位于人体左肋下部，胃左侧与膈之间。脾颜色暗红，质脆易损。人遭遇意外，碰到左肋，很容易导致脾脏破裂。人在胚胎期，脾脏是一个重要的造血器官。人出生后，脾脏能产生淋巴细胞和单核细胞，成为人体最大的淋巴结，起重要的免疫作用。

脾和胃互为表里，两者都是人体主要的消化器官，脾主升清，胃主降浊。人出生后，维持生命进程和化生气血津液，都有赖于脾胃的功能。脾胃主管人体的运化功能，饮食需经胃消化吸收后，再依靠脾的运输，将食物中分解出的精华，送至人体的五脏六腑、四肢百骸，以营养全身，延续生命。脾胃功能健康正常，人体所需营养供应就充足，人体就肌肉发达，精力充沛，浑身是劲。脾胃功能失常，人体便会出现食欲不振、消化不良、腹胀便秘、消瘦易倦等病态。

脾胃失健，脾脏毒素就会积存。脾升清的功能就不能正常发挥，运送食物精华的能力明显不足，就会出现全身乏力、头晕目眩、胃垂腹胀等现象。脾升清提气功能不足时，脾气下陷，最严重时，会引发内脏移位，如胃下垂、子宫下垂、脱肛等异症。此外，有的女性还会出现脸上长斑、白带增多等症状，这都和脾脏运化能力减弱、毒素积蓄、湿气过重有关。脾功能不正常，亦能导致水液脂肪在体内的积存，使人体发胖，严重的甚至会出现水肿。脂肪在中医里又被称作痰湿，内含因脾脏功能不佳，不能把有毒废物排出，导致积存的意思。所以，中医认为，调理脾脏，使其功能正常，有去除痰湿、消减肥胖的作用。这是减肥的根本之法。脾脏功能失常，还会导致口唇溃疡长疮，口气严重。这是因为口唇经络与脾相通，脾内毒素不能及时排出，积蓄的毒素便会从这些地方爆发出来。

排除脾脏之毒，最有效的方法是吃酸性食物。乌梅、陈醋都有健脾的功效，它们可增强肠胃的消化功能，让食物中的毒素尽快排至体外。胡萝卜亦是健脾上品，它在民间有“小人参”之称，味甘性凉，有养血、排毒、健脾胃的作用。饭后一小时后，吃一个水果，对脾脏排毒也有好处，因为甘味健脾。

有助脾脏排毒的穴位是商丘穴，位置在内踝前下方的凹陷中。可用手指按压搓揉该穴位，出现酸痛感即可。每次 3 分钟，双脚轮流进行。脾脏排毒的最好时间是餐后，那是最容易产生毒素的时间，食物如不及时消化吸收，就会积毒于脾胃。所以，饭后半小时后，要适当运动，以帮助消化，按压穴位也可在那时进行。

五脏中，肺位于胸部，与喉咙相通，肺叶左右各一。因其在人体脏器中居最高位置，故有“五脏之华盖”的说法。肺叶十分娇嫩，不耐寒暑，过冷过热，都会受到伤害，容易被邪气和细菌侵犯。一旦出现这种情况，人就会咳嗽、起痰、气喘、发烧，呼吸带杂音，就应立即治疗。

肺主气之呼吸，是体内外之气交换的场所。通过肺，人体从自然界吸入含氧气的清气，从体内呼出含二氧化碳的浊气，保证了新陈代谢的正常进行。肺一呼一吸，对全身之气的升降出入，起重要的调节作用。吸气时，很自然地把新鲜空气中的氧气带到了全身各个部位，和饮食中的营养一道，满足新陈代谢的需要；呼气时，把新陈代谢过程中排出的二氧化碳，一同带到体外。

在人体这一有生命的无比精密的机体中，肺扮演了异常重要的角色。生命之火点燃之后，肺一直担负着运送助燃物质氧气的任务。有它，生命之火才能长明不熄。肺一旦停止呼吸，人体的生命迹象就会消失，就如同心脏停止跳动一样。可以说，肺是人生命得以存续的最重要的器官之一。

由于肺非常娇弱，在医疗科技不发达、医疗水平不高的年代，肺经常是人体中最容易受伤害的器官。肺结核曾是人类的不治之症之一，得了肺结核病，相当于判处了死刑。直至人类发明了抗生素，才根治了猖獗一时的肺结核病。

现在，各种毒素仍很容易侵害肺。肺毒积存，肺气虚弱，抵抗力下降，人很容易感冒。鼻子是肺的门户，一感冒就会堵塞流涕，头晕眼花。肺毒还会干扰肺内气血的运行，不能正常呼吸，使人胸口郁闷，容易变得多愁善感。此外，人体皮肤的颜色，也会变得晦暗无光。中医认为，肺与人的肤色关系密切，肺功能良好，皮肤才会白皙、有光泽。所以，爱美的女人，尤其应该注意保护肺。

有利肺脏排毒的食品，是萝卜和百合、蘑菇。萝卜顺气通便，大肠通畅，则有利肺毒排出。因为肺和大肠关系密切。萝卜可以生吃，也可切丝拌凉菜吃。肺脏娇贵，不喜燥热，燥热容易造成肺毒积存。而百合、蘑菇，有滋阴的功能，有助肺脏抵御毒素。食用时，加工时间不要过长，以免汁液减少，影响抗毒效果。

出汗也有利肺脏排毒。人们都有这样的经验，感冒时多喝热水，捂着被子睡一觉，发一身汗，症状就会减轻。这是因为汗水带走了肺毒。喝热水外，还可适量运动，以助发汗。此外，还可洗热水澡、洗桑拿发汗。洗热水澡时，可在浴缸里加些生姜和薄荷油，发汗效果会更好。肺脏不适时，也可多做深呼吸，有利于体内毒素、废气的排出。

有利肺脏排毒的穴位是合谷穴，位置在手背虎口前，第二掌骨桡侧的中点。可用拇指和食指夹住这个部位，用力按压，直至酸麻。肺脏功能最强的时间，是早上辰时前后。可在这一时间适量运动，以利肺毒的排出。

位于人体腰部的肾脏，俗称腰子。它是人体脏腑阴阳之本，生命之源。中医认为，肾脏主人体的生长发育。它所藏的精气包括“先天之精”和“后天之精”。“先天之精”来自父母，就是构成胚胎发育的原始物质。“后天之精”是指人出生后，通过饮食获取维持生命所需之精华外，多余的存蓄于肾脏的部分。

肾脏所藏之精华，在肾内化为肾气。肾气充盈与否，关系人生命进程的质量。人在七八岁时，肾气逐渐充盈，便“齿更发长”，不断发育成长。到青春期，肾气积蓄到最充沛的阶段，在男子身上就化生了精子，女子则有了卵子。男女的性功能逐渐成熟，有了繁衍后代的能力。到老年，肾气渐渐衰弱，性功能也逐步减弱，直至消失。

肾对人体水液的代谢，有调节作用。人体新陈代谢过程中，水液部分，主要依赖肾的气化功能，肾有主导开阖的作用：开，则水液得以顺利排出；阖，则人体所需之水液得以存留。肾气充盈，功能健全，便开阖有序，开阖有度，水液排放也就正常。如阖多开少，就会尿液滞留，出现水肿；开多阖少，则会尿频、尿急。出现这些症状，人的生理功能便会紊乱，性功能也会下降。所以，中医十分重视补肾，认为补肾可以强身延寿。

肾亦有纳气的功能，可纳肺所吸入的清气，保证体内外气体的交换。肾的纳气功能正常，人体的呼吸就均匀协调；肾虚弱，不能正常纳气，就会出现呼多吸少，动辄喘息的现象，这叫“肾不纳气”。肾对耳的听觉功能也有影响。肾气充盈，则听觉灵敏；肾气不足，则听觉不敏，甚至会出现耳鸣。肾气不足，还会影响骨髓的生成和头发的生长。

肾是如此重要，因而，倘若肾毒不能及时排出，人体便会有明显反应。肾影响体内水液的运行，肾脏如果积毒，排出多余水液的能力下降，就会出现水肿。肾排毒能力不足，余毒还会在下颌部形成痘疮。肾脏积毒，妇女的月经也会减少。肾积毒，功能减退，最明显的症状是：四肢无力，容易疲劳，昏昏沉沉。

肾脏排毒，饮食要首先注意。夏天可多吃冬瓜，清炒与煲汤均可。冬瓜汁液丰富，可刺激肾脏增加尿液，排出毒素。但冬瓜性寒，胃寒的人和容易痛经的人最好别吃。平时，可以多吃山药。山药是有助肾脏排毒的良品，用焦糖炮制后，排毒的功效更好。

按摩脚底的涌泉穴，也有助肾脏排毒。此穴是人体最低的穴位，相当于大楼底部下水道的排污口，经常按摩它，肾脏排毒的效果十分明显。需要注意的是，涌泉穴很敏感，按摩时要把握好力度，不可过于用力。按摩 5 分钟便可。

肾脏排毒的最佳时间，是清晨寅时前后。人体经过一夜休眠，毒素均集中于肾脏，起床后最好喝一杯白开水，冲洗一下肾脏，对排毒很有好处。

除与五脏对应的穴位外，人体还有7个与排毒关系密切的穴位。其一是腋窝的极泉穴。它是心经的重要穴位，经常按揉，可以去除心脏的郁火毒素。其二是肘窝的穴位。当出现咽喉肿痛、口腔溃疡、咳嗽不止、心烦意乱、失眠多梦等症状时，可在肘窝连续拍打5～10分钟，便会出现红、青、紫、黑等不同颜色的毒素反应物。1～2周拍打一次，可有助心肺毒素的排出。其三是膝窝的委中穴。它连着膀胱经，膀胱经是人体最大排毒去湿通道，如不通畅，湿气排不出去，就容易得关节炎。每1～2周拍打委中穴一次，每次5～10分钟，便有瘀斑痧点出现，有利于体内湿气排出。其四是膝盖下方的阴陵泉穴。由小腿内侧骨往上捋，向内转处的凹陷，就是阴陵泉穴所在位置。它是脾经的合穴，从脚趾出发的脾经气，从这里向内深入，顺畅时可健脾除湿。每天最好用手指按揉这个穴位，时间不拘，有空就按，但一天要保证按揉10分钟以上。体内有脾湿的人，开始按揉此处会疼痛。坚持按揉，疼痛感就会逐步减轻。这说明脾湿在好转。其五是足三里穴。该穴是治脾、健胃、祛湿的第一要穴，刺激的最有效方法，是每天睡觉前用艾条灸。其六是承山穴。它位于小腿肚偏上位置，是人体最有效的祛除湿气的穴位。它也在足太阳膀胱经上，而膀胱经主人体之阳气，故刺激它可排出人体湿气，振奋膀胱经的阳气。大多数人，只要轻按承山穴，都会有酸胀疼痛感，这是体内有湿气的缘故。按揉承山穴一段时间后，就会感到身上微微发热，这是膀胱经的阳气在起作用，体内的湿毒，正随着上升的阳气向外发散。其七是丰隆穴。它在膝眼和外踝连成的中点，再偏胫骨外侧一寸半的位置。每天按压3分钟，可以祛湿化痰。此外，每天拍打肚脐眼两旁的天枢穴10分钟，也有排毒减肥的作用。

日常生活中，一定要注意尽可能排除毒素对自己的侵害。购买食物、药品和居家用品时，要先看它们的标签，找出其化学名称。在书籍或网站上查清其毒性，并与同类产品比较，尽量选用毒性较小的物品。尽量不用杀虫剂，要以无毒的方法驱除虫。薄荷油可用于驱赶蚂蚁，小苏打和糖粉的混合物可以防蟑螂。争取每天喝麦草汁或蔬菜汁。它们有强化免疫系统功能，清除体内化学毒素的作用。有条件的话，可以自己种麦草，用于榨麦草汁。有决心的人，可以间歇性禁食：每隔一天，禁食一次，或者至少每周禁食一天。这样可以刺激体内细胞，有助于毒素从体内排出。经济条件好的人，可以经常洗桑拿浴，最好是“远红外桑拿浴”。洗桑拿浴，会使人体大量出汗，令藏于人体深处的毒素随汗排出体外。后一种桑拿浴，比前一种温度低，排汗量却多一倍，排毒效果更好。

平时，不论在何处，只要能找到有机食物，就吃有机食物。有机食物里的农药残留、化肥残留，比无机食物要低很多。所有有机食物品牌中的化学合成物含量，肯定比一般食物低很多。购买有机食物，是以实际行动支持有机食品生产商，对提倡生产健康食品有推动作用。你可以尝试每周生吃 3 次下列蔬菜：绿色花菜、大蒜、菠菜、生姜、豆芽菜。它们都有助于肝脏解毒，并使体内免疫系统发挥强大功能。

如果你达到了上述要求，可以说，你已经实现了无毒生活。再加上注意运动，注意保持良好心态，健康长寿的人生之路，就展现在你的面前。

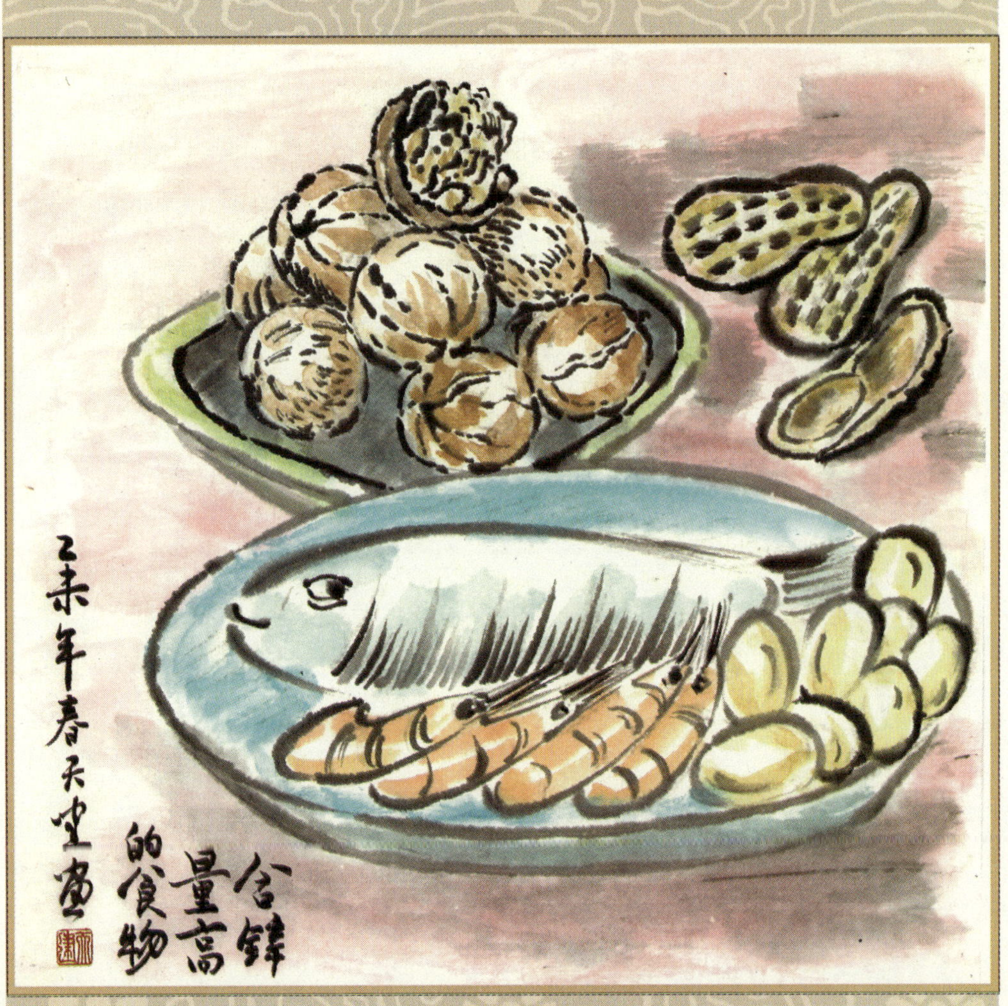

微量元素对健康长寿有着异常重要的影响，长寿老人的饮食中就明显可获得更多有益的微量元素。

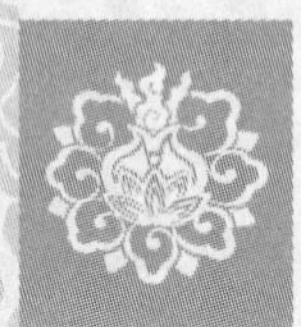

第十七章

微量元素不可少

恩格斯说，生命是蛋白体的存在方式。组成生命的蛋白体的主要成分是碳水化合物。有趣的是，生命存续时间的长短，却往往由蛋白体中的一些次要成分决定。

近些年，人们逐渐发现，微量元素对健康长寿有着异常重要的影响。世界那些长寿地区的土壤、水源中，都含有对人体健康长寿有益的微量元素。有些比周围人明显长寿的老人，其饮食习惯也明显比周围人获得了更多的有益的微量元素。这一发现，已引起医学、地质学等方面人士的极大兴趣，并在做更深入的研究。

人体是由各种元素组成的一个有机体。按各种元素在人体中的比例，可分为宏量元素和微量元素。宏量元素共有 11 种，根据量的多少顺序排列为：氧、碳、氢、氮、钙、磷、钾、硫、钠、氯、镁。其中氧、碳、氢、氮 4 种元素，占人体质量的 95%；其余 7 种，占 4%。另外 1%，就是微量元素。习惯上，把人体内所占比例高于 0.01% 的元素，称为宏量元素；低于此值的就是微量元素，即在人体或其他生物体内含量不到体重万分之一的元素，如铁、锌、铜、碘、铅。微量元素分为必需元素、非必需元素和有害元素三类。必需元素虽然在体内含量很少，但它们在生命存续过程中的作用不可低估。自然界存在各种化学元素 100 多种，其中微量元素约有 30 种，被认为人体所必需的有 10 种，它们被称之为“必需微量元素”：铁、碘、锰、锌、钴、硒、硅、铬、镍、钒等。必需微量元素虽然在人体内含量很少，但它们的作用巨大。没有这些必需的微量元素，酶的活性就会降低或完全丧失，激素、蛋白质、维生素的合成或代谢就会发生障碍，人类的生命过程便难以存续。很多常见病和原因不明的慢性病，都与体内微量元素缺乏与失衡有关。儿童的许多疾病都与微量元素有关，缺少了或过多了，都会导致疾病。有些微量元素对人体有害，谓之“有害微量元素”，如铅、镉、汞等，这些元素摄入过量会损害人体的正常代谢，导致各种疾病发生，促使机体衰老。铅和汞是重金属，在人体内会造成蓄积，并且可以通过胎盘和乳汁，由母体传给胎儿和婴儿。当蓄积超过一定量时，就会对儿童生长发育产生危害，影响儿童神经系统的发育。

我国古代的医学家早就注意到人体健康与微量元素的关系。2 000 多年前的《神农本草经》上，就记载了 41 种金属和矿石对疾病与健康的影响。到明朝，李时珍的《本草纲目》上，已记载到了 217 种，并对各种金属与矿石的性质及其与疾病、健康的关联，做了深刻论述。

铁是人体需要量最多的微量元素。一个成年人，全身含铁量为 3～5 克，其中 70%～80% 是以血红蛋白的形式存在于红细胞中；另有 10% 分布在肌肉和其他细胞中，是肌红蛋白及含铁酶的构成成分之一。另外的被称为储备铁，储存在肝脏、脾脏、骨髓和胎盘中，占总量的 15%～20%。此外，还有少量的铁，以与蛋白质相结合的形式，存在于血浆中，称为血浆铁，数量约为 3 毫克。血红蛋白负责将氧气送达到人体各个组织内。铁是血红蛋白的重要组成部分，如果铁供给不足，血红蛋白的合成就会受到影响，就会患贫血，医学上称之为营养性缺血性贫血，是儿童的一种常见病。对婴儿来说，由于母乳中铁含量较低，胎儿期从母体获得并储存在体内的铁会在出生后 6 个月左右消耗完毕，如果辅食添加不及时，婴儿便会在 6 个月后开始发生铁缺乏症，进而出现贫血症状。

锌是仅次于铁的需要量较大的微量元素，是200多种含锌酶的组成部分，也是酶的激活剂。以锌为主要成分的锌指蛋白，在核酸代谢和蛋白质合成中，发挥着重要作用。婴儿每天需锌量为3~5毫克，1~10岁儿童每天需锌量为5~10毫克。婴幼儿供锌量不足，会影响生长与智力发育，也影响味觉和免疫功能。缺锌是导致厌食症的主要原因。

铜对人体的影响也至为重要，它是生命系统中一种独特而极为有效的催化剂。铜是30多种酶的活性成分，对人体新陈代谢起着重要的调节作用。由于中国人的膳食结构，临床上很少发现铜缺乏症。但部分喂养不当的早产儿，则可能会有铜缺乏的危险，从而损害脑细胞的成熟。

其他必需微量元素，对人体的健康也有不容忽视的作用。铬在由胰岛素参与的糖与脂肪的代谢过程中，是一种不可或缺的元素，也是维持正常胆固醇所必需的元素。钴是维生素 B_{12} 分子的必要组成部分，B_{12} 是形成红细胞所必需的成分。钴缺乏时会发生巨幼红细胞性贫血，又叫恶性贫血，会影响儿童智力发育。锰参与许多酶的催化反应，可促进骨骼的生长发育，保护细胞中细粒体的完整，保持正常的脑功能，维持正常的糖代谢和脂肪代谢，还可改善肌体的造血功能。锰缺乏可引起神经衰弱综合征，影响智力发育。锰缺乏还将导致胰岛素合成与分泌的降低，影响糖代谢。钼是某种酶的组成部分，这种酶能催化嘌呤为尿酸。钼也是能量交换过程中的必需元素，微量钼还是眼色素的构成成分。碘在体内的主要功能，是参与合成甲状腺素。缺碘会造成甲状腺功能亢进。沿海地区通过食用海产品，可以得到碘，因而不易出现碘缺乏。内陆有的地区，由于食物和水中缺乏碘，成人很容易发生地方性甲状腺肿；儿童会发生克汀病，表现为智力迟缓，听力障碍，并伴随发育不良。硒是谷胱甘肽过氧化酶的成分之一，具有抗氧化功能、抗肿瘤作用，并可提高免疫力。硒缺乏症又叫克山病，是因硒缺乏造成的，以骨骼肌、心肌及肝脏变质性病变为基本特征的一种营养代谢病。氟是形成坚硬骨骼和预防龋齿所必需的一种元素。儿童缺氟会影响牙齿的生长，氟过多则会引起氟中毒和氟斑牙。

如今，必需微量元素对人体健康的影响越来越引起人们的关注。法国科学家通过研究发现，运动员，喝酒、吸烟的人，工作劳累、精神紧张的人及在环境污染严重地区生活的人，对必需微量元素的需要量相对增加。儿童、孕妇和老人更需要有足够的必需微量元素。有关部门进行的中国居民营养与健康调查表明：高血压、冠心病和糖尿病等慢性病发病率在我国城乡上升迅速。专家们指出，出现这种状况的重要原因之一，是构成人体的元素比例失调，失去平衡。维持人体生命所需的几十种元素的平衡，是人类健康长寿的最关键因素，其中必需微量元素缺失是许多慢性病的根源。调查显示，20世纪60年代与80年代相比，中国人血清中9种必需微量元素中，铬、钴、钼、锰等6种减少90%以上，锌减少46.9%，硒减少1/3。这正好和我国高血压、冠心病、糖尿病及癌症等疾病相对应，并与这些慢性病呈低龄化趋势相适应。

近些年，国内外许多专家的研究都表明，许多老年病的发生、发展，都和必需微量元素的缺失有关。老年人随着年龄的增长，体内有些必需微量元素逐渐减少，势必影响机体各种酶的合成和蛋白质代谢等生理功能，甚至会引起某些病理反应。科学研究发现，心血管病患者体内多种必需微量元素，如铁、钙、锰、硒、锌等的含量明显降低。糖尿病也与必需微量元素缺乏有明显关系，特别与三价铬的关系最为密切。当人体三价铬缺乏时，肌体对胰岛素的敏感性会降低，导致糖耐量降低，从而引发糖尿病。脑出血患者，必需微量元素锌明显降低；老年帕金森综合征患者，锌的含量也明显比正常人低。所以，人至老年，应注意补充各种必需的微量元素。很多人都已知道，预防骨质疏松要补钙，预防贫血要补铁，但对补充其他必需微量元素的重要性，还认识不足。

老年人由于胃肠消化功能下降，加上牙齿脱落，食物咀嚼能力也弱化，导致摄入食品中铜的利用率低。长期下去，容易发生铜缺乏症。人体缺铜时，会出现记忆力减退、思维混乱、反应迟钝及步履不稳、运动失常等症状。更严重的，会造成动脉硬化，引发冠心病。近年的医学研究证实，铜元素在防治癌症、抗衰老、保护皮肤和头发等方面，均有一定的作用。研究还发现，老年贫血患者，在用增铁药物治疗效果不佳时，应试试增铜药物。老年人要预防铜缺乏症，关键是日常生活中要多吃一些富含铜的食物，如虾、牡蛎、海蜇、鱼、蛋黄、肝和西红柿、豆制品、坚果。同时还要注意，饭后不要立即吃水果，因为水果富含维生素 C，维生素 C 会妨碍铜的吸收。

要永葆青春，延缓衰老，必须依靠硒这一重要的微量元素。许多研究成果都证实，硒是保持年轻的特别重要的元素。硒对维持人体的止常的生埋功能，保证人体的健康，有至关重要的作用。人体如果缺硒，会造成主要器官功能失调，可以引发 40 多种疾病，例如癌症、冠心病、动脉硬化、糖尿病以及心脏病、白血病、病毒性肝炎等。一些美国学者主张，在满足营养需要的情况下，每天补充 100 ~ 200 微克硒，对提高人体的免疫功能有显著的刺激作用，可以防止人体免疫力下降。据流行病学专家调查，补硒对减少中老年常见的前列腺癌、肺癌、肝癌的发生，作用最为明显。中国营养学会认为，成年人每天硒的摄入量应为 50 ~ 250 微克，而我国平均每人每天硒的摄入量不足 40 微克。因而应该注意通过食物补硒，多吃一些含硒较多的食物，如动物内脏、鸡肉、海产品。此外，新鲜大蒜、鲜蘑菇、干豆角、黄花菜、葵花籽、无花果也富含硒，常吃也有利于补硒。对于普通人来说，只要注意膳食搭配，经常食用含硒食品，就能满足人体硒的需要，起到防衰抗老、延年益寿的作用。

铬也是人体必需的微量元素，人体如果缺铬，会造成血液中胆固醇和甘油三酯含量增高，从而增加心血管疾病的发病率。实验证明，维持良好的铬营养，有利于预防和延缓2型糖尿病的发生。铬还是核酸类（DNA和RNA）的稳定剂，可以防止细胞内某些基因物质的突变并预防癌症。铬在人体内的含量随着年龄的增长而减少，50岁后，人体内铬的含量便开始变得很低。现代人喜欢吃精加工的大米、白面，在满足口欲时，却不知道精加工的米面，正好丢失了人体最需要的必需微量元素铬和许多维生素。步入老年后，如果不注意补充铬，会导致许多疾病。补充铬元素，除了吃粗粮外，还应从胚芽米、米糠、苹果皮、葡萄干、红糖、海产品、啤酒酵母、贝壳类、蘑菇、小鸡、河虾等食品中摄取。红糖中铬的含量是白糖的6倍，胚芽米中铬的含量是大米的10倍。最简单的补充铬的方法，就是少吃精米白面，尽量吃糙米芽面。

锌是许多酶的活性中心，被誉为“生命的火花”。锌酶参与了碳水化合物、脂肪、蛋白质及核酸等极为广泛的生物体成分的合成与分解，与肌体的正常发育密切相关。日本医学界的研究报告证实，锌能防止人体衰老，同时还有防止高血压、糖尿病、心脏病和肝病恶化的功能。美国医学界的研究则表明，容易患感冒的老人，可能与平常锌的摄入量不足有关。和铬含量不够一样，许多人体内含锌量不足，与长期吃精米白面有关。粮食中本来很丰富的锌元素，在加工过程中被人为地去除了。普通小麦被加工成精面富强粉，普通大米被打磨成精白米，会去除70%～80%的锌元素。缺锌症可以说是一种典型的现代病，在发达国家较为多见，近些年才引起人们重视。想要补锌，最简便的方法也是多吃粗粮，讲究点的人，可以多吃富含锌元素的食物：动物肝、瘦肉、海鱼、牡蛎、豆类、苹果等。

我国科研人员对长寿地区或长寿老人聚居地区的微量元素进行了调查，发现它们对健康长寿确实裨益颇大。广西巴马县1982年的调查表明，这里90岁以上老人的头发，具有高锰低铜的特点，据认为这是当地人心血管病低发和长寿的重要原因。湖北省的调查也发现，百岁老人之头发，具有高锰、高硒、低镉的特点。百岁老人居住的地区，存在着一个与一般地区不同的微量元素谱。湖北省梨园医院老年医学研究室曾从1982年11月份起，用了半年的时间，对全省80多位百岁老人进行了全面的跟踪调查。结果发现，影响人的寿命的因素是多方面的，其中之一就是保证人体摄入适量的“必需微量元素”，它们对延缓衰老，防止肿瘤以及动脉硬化等综合性疾病，有重要作用。梨园医院还和省地质部门合作，用先进的仪器，对百岁老人聚居地区的土壤、饮水、粮食，以及百岁老人的血液、头发中的16种元素，进行了全面测量，获得了大量有价值的数据，首次提出黄豆含有多种多样、非常丰富的微量元素，其中一些微量元素，具有防止心血管病和恶性肿瘤的作用。中国人民解放军空军医学高等专科学校部分科研人员，对吉林地区90岁以上的长寿老人进行了头发微量元素含量测定，及相互间的比值的调查。结果发现，这些长寿老人头发中铜、锌、锰、铁含量，随年龄递增而减少，其中铜、铁、锌的含量明显低于其他地区的调查值，尤以低铜更为显著。现代医学证明，高铜能导致疾病，加速老化，导致细胞的衰老和死亡。

近年来，科学家在微量元素与人体健康关系研究中，惊人地发现，锌是生命必需的重要微量元素，因而把它誉之为“生命之花”和“智慧素”。英国王妃戴安娜成年后貌美动人、仪态万千，可她童年分外消瘦，性格腼腆。尔后，她爱上了体育运动，注意饮食营养，特别喜欢吃含微量元素锌的食品，使她变得曲线玲珑，标致美丽。她欢庆 19 岁生日时，被英国查尔斯王子相中。她日常生活中为自己安排的食谱，都是鱼、瘦肉、干果、麦胚、葵花籽等含锌元素丰富的食物。所以她精力充沛，活力十足。

英国东伯明翰医院血液学专家佳德教授，还发现老年人皮肤暗褐色斑点的多少，与体内含锌量高低有关，含锌高则斑点少。一些美容专家进一步提出，体内补锌有益于皮肤光滑细嫩，可增加皮肤弹性，还可防晒。有人做过这样的实验，用含锌量较多的饲料喂猪，猪不但很少生病，而且长得很快，如果在牛的饲料中加适量的锌、可使牛奶的产量和质量有明显的提高。

因此，医生们建议老年人平时可多食用一些含锌量高的食物，动物性食品有瘦肉、鱼、猪肝、鸡蛋、牡蛎、鲜虾；植物性食物有花生、核桃、豆制品、粗面粉等。

生态科学研究表明：一个人的一生，从生命形成到生命终结，每一年龄段的健康状况，都与微量元素有关，都需要微量元素的调控。微量元素使人的机体保持平衡，维持人体的健康。缺乏微量元素就会使细胞提前衰老，免疫功能下降，从而诱发各种疾病。

补充必需微量元素，必须讲科学，不能陷入误区。首先要注意，必需微量元素虽然重要，但并不是越多越好。过量摄入微量元素，对人体非但无益，反而会产生危害。如果摄入过量的锌，可引起肠胃不适，严重的会导致胃出血、胃溃疡；摄入过量的碘，就可能引起免疫性甲状腺病；摄入过量的铜，则可能导致肺癌；摄入过量的氟，会使骨质变得疏松，牙齿釉质发生变化，牙质变脆，牙面出现斑块。因而，一定要注意按照实际需要补充微量元素，而非多多益善。应定期到医疗机构检查身体状况，了解自己体内是否缺乏必需微量元素，再根据医嘱进行合理补充。

锌对儿童身体和智力发育非常重要。缺锌会降低免疫功能，影响食欲，严重时会阻碍智力发展，导致认知行为改变。但如果大量补锌，又会导致高锌血症，甚至会引起锌中毒，对健康造成更大的危害。如果怀疑孩子可能缺锌，应及时到正规医院进行血清锌水平测定，确诊后，再根据缺锌的程度，遵照医嘱补锌。一般可先采取食补的方法，多吃海产品、肉类、动物肝脏、禽蛋等含锌丰富的食物。必要时可在医生的指导下，服用葡萄糖酸锌等制剂，进行适当补充治疗，疗程通常在两三个月。父母切记不可盲目给孩子吃锌制剂，尤其是含有各种微量元素的复合制剂。服用锌制剂时，应当和其他元素制剂分开并在不同时间服用，以免互相抑制，影响吸收。一般早晚吃钙，中午吃锌，时间至少间隔 3 小时。

儿童缺铁最显著的特点是脸色苍白，精神不振，食欲减退，抵抗力下降，易烦躁哭闹。大一点的儿童会出现头晕、耳鸣、眼前常发黑等症状。贫血比较容易诊断，化验血，结合常规病史体检，就可确诊。铁制剂是治疗缺铁性贫血的特效药。由于铁制剂对胃肠黏膜有一定刺激作用，小儿一般不适宜服用片剂，最好服用糖浆制剂。配合维生素 C，可利于铁的吸收。疗程通常需要 3 个月，以补足储备铁。临床上曾有许多儿童，治疗 1 个月后，症状明显好转，父母就擅自停药，结果导致复发。因此，即便症状减轻，还要继续服用铁制剂。同时合理进食，改善膳食结构，让孩子多吃一些富含铁的食物，如瘦肉、动物血等。需要注意的是，铁制剂具有较强的副作用，如果孩子不存在贫血和缺铁的症状，绝不能把铁制剂当补药给他们吃。如有贫血的症状，一定要请医生诊治，严格遵照医嘱合理用药。否则，不但会影响儿童的正常发育，甚至可能导致铁中毒。

有的老年人喜欢自己研究医学，对自己的身体状况很重视，也知道必需微量元素的重要性，但他们却陷入了补充微量元素就是吃保健品的误区。他们不大吃东西，而是天天一把把地吃保健品。盲目服用各种补充微量元素的保健品，非但容易出现机体不吸收的状况，而且会发生各种微量元素相互抵触的情况。例如钙和锌会影响铁的吸收，铁也会降低锌的吸收。更何况微量元素补充过量，还可能使人中毒。因而，通过保健品来补充微量元素，不是个好办法。

实际上，除了一些特定的微量元素低分布区（如低碘、低硒地区）外，人体所需的微量元素都可以从当地的食物、饮水中得到补充。由于它们广泛地存在于各种食物中，所以，在日常饮食中，只要做到粗细粮结合和荤素搭配，不偏食、不挑食，一般都可满足人体对各种微量元素的需求。因此，发现身体缺乏某种微量元素时，最好不要擅自吃营养药和保健品，而应先进行食物补充。如果出现了较明显的微量元素缺乏症状，则应在医生的指导下，服用相关的药物和保健品。

补充必需微量元素一定要讲科学，必须知道过则为患的道理。凡事都应讲究分寸和适度，不能走极端，不能矫枉过正。知道必需微量元素的重要性，但不能因此变得过度敏感，稍有不适，便怀疑自己某种微量元素缺乏，更不能盲目进补。这方面，一定要尊重医生的意见。

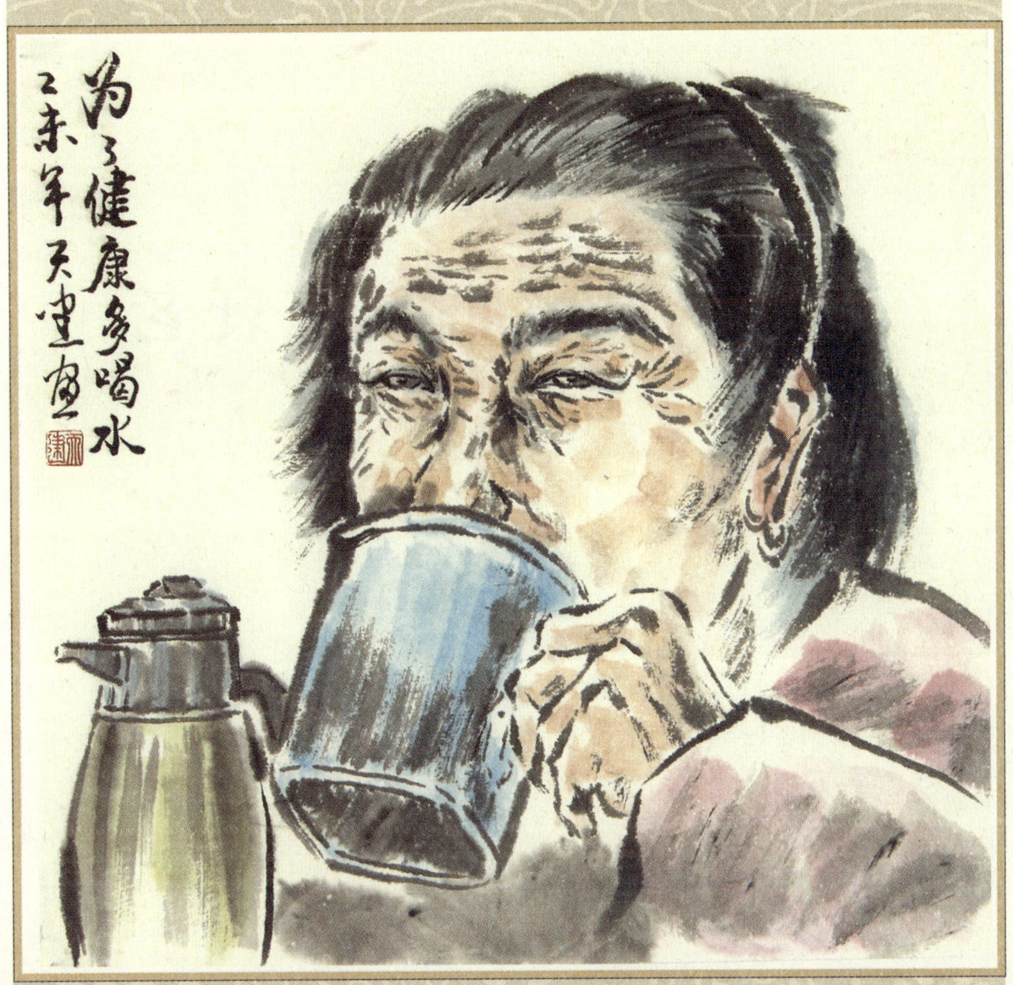

长寿问题迟早会随着科学的发展而有所突破，“人生七十古来稀”势必会被“人生百岁不稀有”取而代之。

第十八章

科学研究抗衰老

从现代科技水平和人类生活水平来看，人类寿命普遍延长，实现“长命百岁”是可能的。延长寿命的途径有许多，其中重要的一条是抗衰老。如能从衰老的本质入手，从根本上设法延缓衰老的速度，推迟衰老的到来，控制衰老的出现。人类就将能逾越百岁大关，就能延年益寿，以至永葆青春。

衰老，是一切多细胞生物随着时间的推移，而产生的一种必然结果。人的衰老，主要表现在组织与细胞的改变，细胞质间水分减少，血管纤维化，造成血管硬化、骨质变脆、须发变白及脱落稀少，皮肤肌肉松弛，脸上出现皱纹，牙齿松动脱落，反应迟钝，腰弯背驼，个子变小，生理功能下降，适应能力减弱，免疫功能降低等。

从罗马尼亚一位妇女身上，似乎能帮助人们找出抗衰老的方法。据外电报道，这位美丽的妇人名叫珍妮，看起来不过是高中学生模样，但实际年龄却已74岁。她有一位学生姐妹叫丹妮，相貌与一般垂垂老矣的老妇人没啥两样，早已退休在家，行动不便。但妹妹珍妮却仍然青春逼人，精力充沛，并经常与不同的小伙子约会。当她们姐妹俩在一起时，不认识的人，常以为她们是祖母与孙女的关系。据珍妮说，她在56年前，曾遇到一次雷击事件。当时，她和丹妮一同坐在屋内，突然雷声大作，一个闪电打下来，正好击中她。自此以后，她便一直保持住了那个年龄的容貌，头发始终如少女般乌亮。这一奇特的现象，引起了医学界的好奇。专家们研究后认为，那次雷击，可能使珍妮的脑垂体受到影响。而脑垂体，正是影响人体生长的组织。当珍妮被电流击中时，脑垂体可能因此失去功能，使珍妮不会衰老了。科学家们根据这种理论，用动物做实验，结果效果甚佳。

苏联有两位宇航员，在太空生活了一年。返回地球后，都有返老还童现象。这也给人们以启示。据日本生物学家小泽透露，两位苏联宇航员，在太空船上逗留了366天，于1988年12月返回地球后，苏联科学家惊奇地发现，他们的身体状况发生了显著的变化。40多岁的宇航员梅沙和卫特米，由太空返回地球后，似乎年轻了10岁。科学家们显然尚未搞清详细原因及其科学依据，但认为肯定与太空旅游有关。小泽博士说：据我们得到的消息，这两名宇航员的内脏机能比以前更好，视力也有提高的迹象，而整体的新陈代谢效率更高。比如说，梅沙长出了一些新的头发；而卫特米原来已经掉了的一颗门牙，又长了出来。他们的全身各部位，都似乎比上太空前要“年轻”了。

瑞士奥斯尔·柏德尔，出生于1957年6月3日，有当时医院的出生记录为证。1990年他33岁，但看起来却像一个8岁的男孩。医生不明白他为什么长得这么慢，他似乎每过四年才长大一岁。他出世时一切正常，就是长得慢，这对柏德尔来说并不好过，因为年纪与心智不符。专家们认为，当他心智成熟后就会不同，他可以比普通人多出许多时间去学习和工作。

以上这类现象，无疑会诱导人们对抗衰老做更深一步的探讨与研究。

近些年，抗衰老已成为一门颇具生命力，应用前景广阔的新兴学科。抗衰老已成为医学、生物学领域中，“最新的一个尖端课题”。目前，世界上许多科学家，围绕这个课题在从事多种研究，并相继提出了一些生命衰老的新理论。有的似乎带有科学幻想性质，但确实启发人的思路，令人耳目一新。

美国哈佛大学的老年学家登克拉，经过多年研究发现，人从青春期开始，脑垂体就定期释放出一种能抑制和干扰人体利用甲状腺素的激素，科学家们称之为“死亡激素”。这种激素使人体细胞利用甲状腺素的能力逐渐降低，直至完全丧失这一功能。登克拉还发现，由于脑垂体定期释放这种“死亡激素”，人到老年时，体内的“死亡激素”浓度逐渐增高。尽管此时，人体内依然含有很多甲状腺素，但由于利用率低，因此各器官系统便出现了衰老现象。一旦细胞不能利用甲状腺激素，细胞就会死亡，这时人距离“死神”也就不远了。看来，战胜“死亡激素”，可望成为人类延年益寿的一种保障。科学家们发现，章鱼眼窝后面有一对腺体，到了一定时间，便分泌出一种造成窒息与死亡的“死亡激素”。切除腺体中的一个，即使不让章鱼吃东西，它也可延长寿命100天；如果全部切除这对腺体，章鱼的寿命竟可延长9个多月。登克拉认为，人体也可能存在抑制“死亡激素”、延长寿命的化学物质。如果有办法抑制、破坏或清除“死亡激素”，就能大大推迟死亡的来临。

根据遗传学可知：人体的大部分细胞，从胚胎开始，共分裂50次，每次分裂周期为2.4年。50次后，即停止正常的分裂而死亡。各种动物，细胞分裂的次数是不同的，所以其寿命也不相同。而其寿命，等于细胞分裂次数乘每次分裂周期之积。因此，人的正常寿命，至少应该是120岁。如能设法增加细胞的分裂次数，或延长细胞分裂周期，就可以大大延长寿命。如果在人体细胞的培养液中，添加维生素E，就可使它们的分裂次数增加到120次以上。有的科学家通过显微外科手术，将年轻细胞的细胞核取出，置于年老细胞的细胞质中。结果发现，这些年老的细胞，可按年轻细胞的分裂次数继续分裂下去。他们认为，年老细胞已分裂的次数，加上年轻细胞未分裂的次数，可使细胞的寿命得到延长。用这种方法，或许可使人的寿命也获得延长。

巴基斯坦一位生物学家，经过多年研究，提出一个新观点：“体内的水分失去平衡，是衰老的主要原因。”他认为，水是各种营养的传递媒介。人到老年，体内水分随着年龄的增长，减少30%～40%，出现慢性脱水现象。由于皮肤水分减少，营养出现障碍，引起皮下脂肪和弹力组织减少，皮脂功能减退，皮肤变得干燥，皱纹增多。

同时，体内水分减少，引起唾液不足，又易导致神经萎靡，慢性便秘等。他指出："生命在新陈代谢过程中，产生一种失水代谢物。这些代谢物，在生物体内的毛细血管中积累，阻碍了体内液体的流动，使新陈代谢变形，这就是衰老的开始。"科学家认为，这种失水过程，如能被阻止或推迟，生命就能延续。因此，人要长寿，就应使体内水分的平衡处于最佳状态。尤其是老年人，要养成不渴也喝水的好习惯。西方等国的医学家也认为，老年人为了健康，应该多喝水。

苏联科学院动物进化形态和生态研究所，曾用小灰鼠进行试验，获得重要信息：只要对人脑做一次不太复杂的手术，人就可能活到300岁。这家研究所的实验室里，养着几只已经活了3年的普通小灰鼠，它们的生命极限是2年。这些灰鼠之所以会成为"长寿者"，是因为给它们的大脑，移植了来自刚出生的小灰鼠及胚胎状态小鼠的极小块下丘脑。下丘脑是大脑的一部分，负责机体最重要的生命功能，即新陈代谢、免疫系统等。由于移植手术，不仅小灰鼠的大脑"年轻化"了，而且还促进了整个机体的活力，它们的寿命不仅超过了同类，且健康活泼，有的还有了后代。科学家们认为，用人进行这样的实验，为时尚早。必须深刻认识大脑以及整个机体衰老的原理，才可实施。如果从遗传角度说，人可以活到大约200岁的话，那么这个年龄极限，最少还可以往后推迟100岁。

据外电报道，苏联一名已144岁高龄的男子域陀夫，看上去只有65岁左右的年纪。他为什么这样年轻？这是因为他在过去的42年间，接受了苏联科学家长寿药物实验的结果。医学博士祖杜捷夫说，这个长寿药物的研究计划，始自第二次世界大战结束以后。第二次世界大战时，法国有些科研人员已进行长生不老的研究。第二次世界大战以后，苏联从他们手中获取了这些研究资料，并希望将这项研究继续下去。1947年，当时102岁的域陀夫，了解这项计划后，同意接受一种药物注射。自此，他的生理慢慢开始变化，灰白色的头发逐渐变黑，牙齿也开始重新生长出来，而且体质日见健壮。有的科学家认为，这种药物已接近完成阶段。现在需要继续研究的是，如何防止在停止注射药物后，又重新回到衰老过程，以及保持这种药物的稳定性。这可以说是一项突破性的研究。

有的科学家发现，降低果蝇的体温，可使它的寿命增加10倍。据此，美国科学家认为：只要在冰箱内，世界上无论男女，都可活到200岁。他们认为，不要太久，我们人人都会睡在冰箱里，从而成倍地延长我们的寿命。美国全国毒物学研究中心著名的生物化学家特塔鲁博士说："在冰箱里睡觉，150岁时，会比现在50岁的人看起来更健康，更精力充沛，而且更漂亮。这听起来不可置信，但这一天不会远了。"当这一天来临时，人们就会睡在特制的冷房里，冷房可安全地将人的体温降低15度左右。特塔鲁博士说："随着体温的下降，我们所有体内运动，会减慢至近乎静止状态，就像冬眠一样。我们会睡得很深很静。到了早上，冷房便会自动调温，将我们的体温升回到正常。"

还有的科学家认为，胸腺的功能发挥得越持久，人的寿命也就越长。老年人若接受青年人的胸腺下细胞注射，将能提高免疫力，抵抗老年病，就会活得更长。所以，有人做了这样的实验：将年轻人的胸腺T细胞冷冻储存起来，过40~50年，当这个年轻人衰老之后，再将解冻的胸腺T细胞注射到他体内，以此"唤回"他的青春。

我国医学家也有许多抗衰老理论。传统中医理论认为，人的生长发育以及寿命的长短，很大程度上取决于肾气的强弱，肾气旺盛不易衰老，反之则寿短。著名温病学大师叶天士曾说过，"男子向老，下元先亏"，"高年下焦根蒂已虚"。这说明，若能维护肾的功能正常，就能抗衰老。

上海铁道医学院中医研究室主任、著名老中医颜德馨教授，运用中国传统医学理论，创造了"衡法"延缓衰老说，在当今世界上众多的抗衰老学派中独树一帜。颜德馨教授出身医学世家，以中医治疗血液病见长。他在长期与血液打交道的过程中，萌发了研究生命科学的念头。他认为，人体衰老的关键是瘀血留阻。古代医学曾提出，“气血正常，长有天命”，“五脏安定”，全靠“血脉和”。这说明，延缓衰老，跟人的气血调和与平衡密切相关。颜教授说，人步入中年以后，就会出现瘀血症，前列腺肥大、冠心病、高血压、动脉硬化、关节炎等症状。从临床上看，这些病都与气血有关。气为百病之长，血为百病之胎。颜教授说，从现代医学来看，维持人的生命所需要的营养物质，人体内的废物代谢，都依赖血液作用于五脏六腑以至全身。因此，血的运行是否正常，直接影响人体健康。根据此，他提出了人体衰老在于气血不平、内部失衡、导致血瘀的理论。从 1981 年起，他和他的同事，创拟了兼有益气和化瘀的“衡法Ⅱ号”药方。通过给 50 例平均年龄 63 岁的健康老人组成的服药组成员服药，结果发现，在服用“衡法Ⅱ号”冲剂后，老人们的血压、舌苔、精神状态、气色、食欲、睡眠、胸闷、心悸、头疼等衰老状态都有显著改观。个别人还出现了返老还童迹象。

1972 年，湖南长沙马王堆汉墓中，出土了 52 个药方，其中有《养生方》。湖南省中医研究院的老中医们，以这一古方为主，结合中医丰富的临床经验和中医学原理，从天然中药材中，提炼出一系列抗衰老物质，生产出一些养生防老新药。

除了科学家们正在进行实验和探索的一些抗衰老办法和措施外，眼下人们最容易采取的办法，是经常吃一些有抗衰老作用的食品，如大枣、栗子、桑葚、桂圆、生姜、芝麻、猪肉皮、骨头汤等。尤其以猪肉皮、骨头汤、芝麻对老人最为有益。总之，抗衰老的办法与措施很多，正在日益引起人们的兴趣和重视。

我们相信，长寿问题迟早会随着科学的发展而有所突破，“人生七十古来稀”势必会被“人生百岁不稀奇”取而代之。人体衰老之谜，一定会被揭开。人“尽终其天年”的目标将能够实现。当然，像自然界尚有许多奥秘，未被人揭示一样；人体的许多奥秘，还需要我们进一步研究和探索。

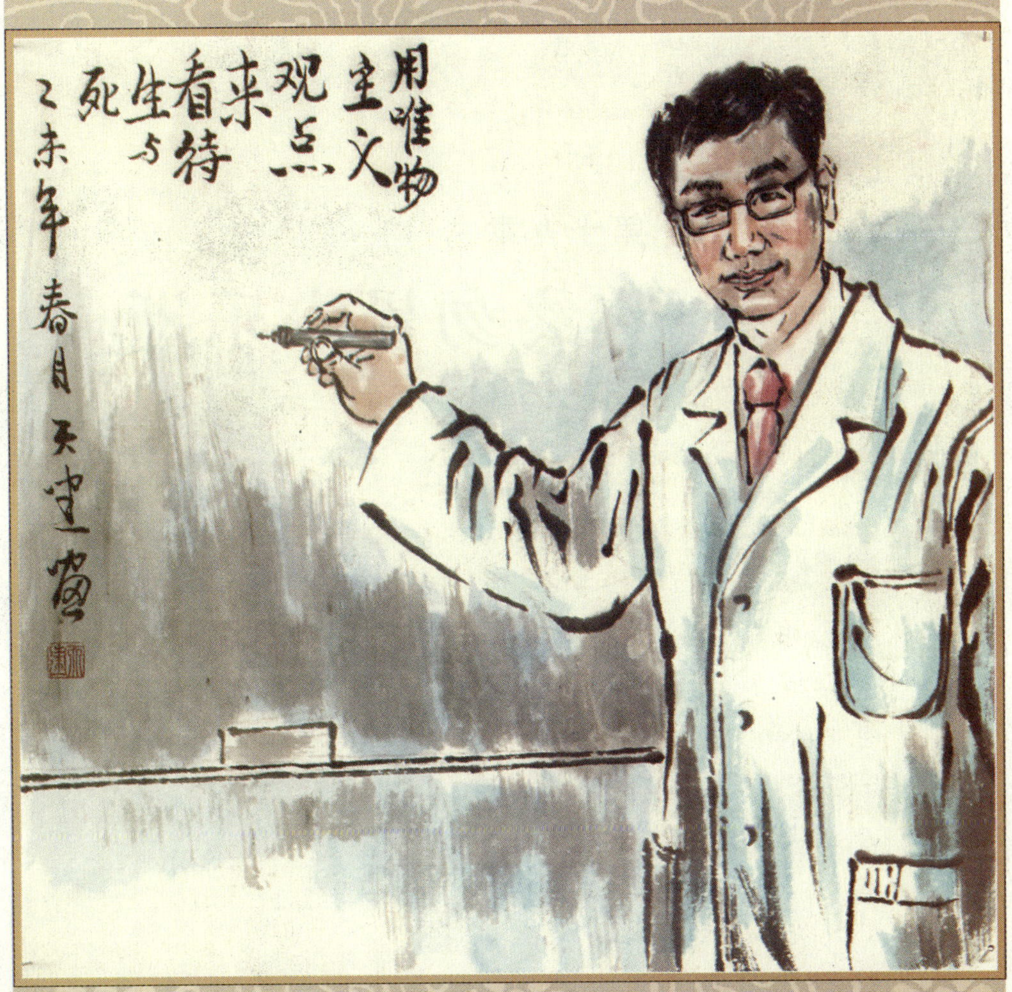

对待生死，我们要用唯物主义观点来看待，能够安乐逝去是每个必须面对死亡的人的心愿。

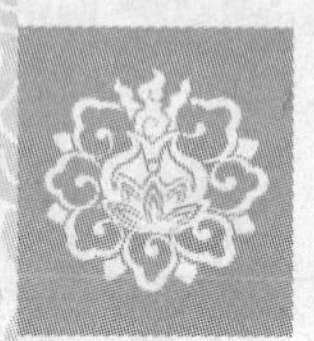

第十九章

临终勿畏安乐逝

研究长寿问题，无疑也会涉及死亡问题。人能够得享百年，寿终正寝，当然是最理想的结局。但人迟早总是要重返大自然的，人生的最后阶段，生命的迹象已不明显，甚至成为植物人后，是否有必要拖延苦熬，活一天算一天？那些久病不治，已痊愈无望，却长期在痛苦中挣扎的老人，有死的权利吗？应不应该采取某种行动，尽早解除病魔对生命垂危者及其亲友的双重折磨呢？

这个问题的提出，使人们很自然地联想到“安乐死”。欧洲至少在1936年，就开始讨论“安乐死”的问题。英国上院和法国参议院都曾讨论过有关“安乐死”的法案，但都被否决了。现在，“安乐死”再次引起世界公众的关注。它不仅牵涉到医学、法律、伦理等理论问题，而且还直接关系到千万人的实际生活。一般来说，“安乐死”分为被动“安乐死”（消极“安乐死”）和主动“安乐死”（积极“安乐死”）两种。前者指中止维持病人的医疗措施，医院对生命垂危的病人不再抢救，让病人平静地死去；后者指医护人员或其他人，通过注射药物和采取某种措施，促使病人安然死去。“安乐死”与自杀不同，它以病人身患绝症、痛苦难忍为绝对必要前提，并在致死过程中由其他人施加作用。

“安乐死”这个名词，源于希腊文，由安逸和死两个词素构成。其原意是指无痛苦地、仁慈地处死，后来被扩大应用为无痛苦安乐地死去。在古希腊的斯巴达城邦，对生下来的病残婴儿，习惯上予以处死。古希腊柏拉图、毕达哥拉斯等思想家和政治家，有的赞成病疼无法治疗时，用自杀作解脱手段；有的认为，对于老人与衰弱者，在本人自愿的情况下，使之安乐死是合理的。进入中世纪后，基督教、犹太教、伊斯兰教等，宣扬人的生命是神赐予的，因而禁止自杀或者“安乐死”。文艺复兴以后，人文主义兴起，强调人生的价值，也提倡“安乐死”，有的思想家，如培根，就主张公民可以自愿的实行“安乐死”。

美国大部分州实行一种“生前遗嘱”的办法，规定医生如对那些自愿中止生命的病人不予抢救，可免受控告；但对所谓主动“安乐死”，却有很大争论。长期以来，美国医学界一直在对“安乐死”的问题进行辩论。反对派认为自己握有维持生的神圣权力的王牌，说如果实行“安乐死”，医生就不会下功夫研究病情、救死扶伤了。这不但是非法的，同时也是不道德的。还有人担忧：如果法律同意医生答应重危病人“安乐死”的请求，就会树立一个杀害病人的先例，从而造成社会危机。赞同派则举起了人道待遇的旗帜，认为那些病势重危而又无法治愈的病人，应当享有死的权利，以摆脱残酷的病痛折磨，这是根本意义上的人道主义，是符合道德标准的。

现在，世界一些国家对这一问题的辩论已趋于社会化，并且愈来愈激烈。

“安乐死”是否构成犯罪？在国外刑法界存在两种观点。一种观点认为，“安乐死”在形式上是符合故意杀人罪的案件，但由于“安乐死”又是被害人的自愿行为，又属医疗业务范畴，可以使其违法性得以阻遏，故不构成犯罪；另一种观点认为，“安乐死”构成犯罪，理由是“安乐死”与社会伦理相违背，与刑法的目的相违背，个人不能处置自己的生命等。从立法条例上看，多数国家刑法认为，“安乐死”是犯罪。

1990 年 6 月，美国密歇根州发生一起医生帮病人自杀案，引起了一场全国性的大辩论，那就是医生该不该帮助病人“安乐死”？事情是这样的：俄勒冈州波特兰市 54 岁的妇女珍妮特患有绝症，为了不让家人承受痛苦，她于 6 月 4 日毅然飞往 2 000 英里外的密歇根州，求助于 62 岁的已退休的病理学家杰克发明的“自杀机”。因为在密歇根州为自杀者提供方便是无罪的，而在俄勒冈州则会遇到麻烦，会被判有罪。“自杀机”是杰克 1989 年发明的。他将这种机械连接在珍妮特身上，做了一番嘱咐后，珍妮特揿下按钮，“自杀机”就自动地往她的静脉里注射麻醉剂和氯化钾。几分钟后，珍妮特安然死去。这件事传开后，全国哗然，有人称杰克违反了“医生道德规范和医生宣誓法”，“扮演了杀人角色”，并称“自杀机”会诱发日益严重的“自杀症”。美国医学协会主席约翰·林梅也指责说：“医生决不应积极参与‘安乐死’之术。”但也有人认为，绝症患者“有权利选择死亡”，他们说杰克没有“实际参与”，因此无罪。这种争论愈演愈烈，舆论难以达成一致。

我国刑法学界的传统观点认为，“安乐死”构成犯罪。其理论根据：一是违背人道主义原则；二是同我国医疗工作的基本方针相违背；三是人没有处置自己生命的权利；四是不利于医学的发展；五是为患者家属和医护人员谋取私利，大开了方便之门。

西欧各国虽然都规定“安乐死”是犯罪行为，但社会上支持“安乐死”的人却在不断增多。英国曾进行的一次民意测验表明：有 72% 的人赞成在某些特定的条件下，可以施行“安乐死”。1987 年底，法国也进行了一次民意测试，结果有 76% 的人希望对法律进行修订，使“安乐死”不再被列为犯法行为。美国的民意测试表明，70% 的人赞同“安乐死”，在医生中，赞成者超过了 70%，有些人的态度甚至还十分激进。美国科罗拉达州州长理查德·汤姆曾主张对活着的人进行筛选，他认为，使到医院时已经昏迷或陷入昏迷状态的老人“苏醒”过来，是没有益处的，他们有义务去世和让位于后来者——我们的孩子。因为，他们如此好比是树叶，落下后变成腐殖质，里面将长出新的植物来。

自1986年以来，“志愿实施‘安乐死’协会”在丹麦、挪威、瑞典、比利时、英国、德国、日本，甚至在天主教徒很多的意大利、法国和西班牙等国，相继出现，会员人数也大大增加。仅在荷兰，该协会的成员人数已达24万人，估计全国有10万公民立下遗嘱，告诉医生，一旦自己患了不治之症，生命即将结束时，不要再用人工延长生命的办法进行施救。1988年底，49岁的荷兰首相吕贝尔斯还应电视台之邀，在荧光屏前说了他对生和死的看法，在全国引起了很大的震动。他提倡“安乐死”的做法，他说：“如果吕贝尔斯今天得了不治之症，对社会来说已成为一个沉重的负担，我将请求争取终止挽救我生命的措施。在确知生命已经无望，却硬要无条件地延长下去，是无意义的。”

当然，这个问题仍在争论之中。1989年4月下旬，荷兰议会就“安乐死”的提案进行了激烈辩论，谁是谁非，至今未有结果。1990年初，荷兰政府成立了“安乐死”现状调查委员会，准备用一年的时间，对实施“安乐死”的次数、背景，以及医师对“安乐死”判断基准，进行详细调查。目前，在荷兰内阁当中，基督教民主同盟的“安乐死”法制化消极论，与劳动党的“安乐死”法制化积极论正相对峙着。

美国从1975年起就在法律上承认了“被动安乐死”。日本名古屋的最高级法院也有认可的观点，虽然不很明确，但也意味着承认“被动安乐死”。而对“主动安乐死”，世界各国仍讳莫如深，只有荷兰除外，它是唯一承认“主动安乐死”的国家，但并非在法律上正式承认，只是在习惯上承认。“安乐死”在荷兰社会中已经半合法化，荷兰许多家医院和护理部门备有《安乐死指南》，据支持“安乐死”的组织估计，目前荷兰每年约有6 000人“安乐死”。其中大部分，是给病入膏肓者注射致命的针剂，使之无痛苦地辞世。执行那天，大部分病人的家属都在现场，牧师根据病人的要求，也可能在场，另外还需要两名护士。尽管这是一件令人悲痛的事，但大多数人认为，这样能够从帮助病人免除临终前的痛苦中得到安慰。

实际上，美国等西方国家在某种条件下，在悄悄实施着“安乐死”。公众和法庭，对医生帮助病人实施“安乐死”，大多采取宽容的态度。如近两年来，美国马萨诸塞、加利福尼亚和新泽西州法院，相继允许医生摘去病人的养料管，以使“植物人”快速死去。目前美国有“植物人”1万多名，已有38个州制定法律，承认病人的“活遗嘱”，即病人列出在何种情况下希望停止治疗的书面声明。在另一些州，法官的裁决也明确了这种权利。日本也稍向前迈进了一步。为了防止滥用“安乐死”，法律规定了施行“安乐死”的条件：一是属于现代医学上的不治之症，并且死亡无可避免即将到来；二是所患疾病是不堪忍受、极度痛苦或惨不忍睹的；三是出于避免痛苦的日的；四是死亡是病人真实的意思表示，并有委托两名以上证人在场作证；五是原则上要有医生进行，否则要有充分理由；六是执行方法妥当，符合伦理和风俗。

不过，尽管如此，“安乐死”并没有在任何一个国家获得完全合法的地位。

我国早在20世纪30年代就有人提倡过“安乐死”，这个人就是我国20世纪二三十年代的著名新闻记者戈公振。戈公振于1913年进入上海报界，曾任《时报》总编辑，以后又到《申报》工作，1920年创办《图画时报》，为我国画报史揭开了新的一页。“九一八”事变后，他以记者身份参加国际联盟李顿调查团，冒险进入东北日寇侵占地，调查和采访东北人民在长枪刺刀下生活的实况，写成文章寄《生活周刊》发表。1933年3月，他赴苏采访，目睹十月革命给苏联社会生活带来的巨大变化，称赞苏联是庶民掌权的国家。1935年夏，邹韬奋两次电请他回国参与《生活日报》筹办工作，他立即启程，经西伯利亚从海参崴乘船回国，准备投身于抵抗侵略者的斗争。但抵达上海不久，便因病住进虹桥医院。10月20日进院，21日开刀割“盲肠”，22日阖然去世，终年45岁。临终前，他坦然地对身边的好友说：“我看来不行了，请问问医生，如果认为已无救，请他替我打安眠针，让我立刻睡去，身体送给医院解剖，供医学研究。”由病人提出“安乐死”的要求，在那时是罕见的。

中国人历来主张“好死不如赖活”，已经气息奄奄，还要灌一碗人参汤，延长一两个小时的生命。然而，这一传统的生死观日益受到冲击，我国也有不少人提出了“安乐死”的问题。于是，这一特殊死亡类型和方式，在中华古老的土地上开始萌动。

1973年，华东医院上海市老年医学研究所曾对183名离休干部、医护人员、宗教人士进行调查，他们中的半数人倾向于“安乐死”，并且赞成或倾向于“安乐死”的比例，随着年龄的增大而增加。上海市卢湾区政府对200名不同层次、不同文化程度的人进行的“安乐死”意愿调查，结果，赞成的为72.56%；对于绝症病人的处理，主张施行“安乐死”，其中包括抢救无望施行“安乐死”的为46.05%。

其实，世上一切，有生就有死，人也一样。人总是要死的，这是自然规律，任何人也无法抗拒。有的哲学家认为：“死亡是自然界恩赐给人的恩惠之一。”人们应当用唯物主义观点来看待生和死，来自泥土，复归泥土，这是我们所有人的归宿。

《庄子·至乐》记载："庄子妻死，惠子吊之，庄子则方箕踞鼓盆而歌。惠子曰：'与人居，长子老身，死不哭亦足矣，又鼓盆而歌，不亦甚乎！'庄子曰：'不然。是其始死也，我独何能无概然？察其始而本无生，非徒无生也而本无形，非徒无形也而本无气。杂乎芒芴之间，变而有气，气变而有形，形变而有生，今又变而之死，是相与为春秋冬夏四时行也。人且偃然寝于巨室，而我嗷嗷然随而哭之，自以为不通乎命，故止也。'"庄子从道家观点出发认为，人死复归，故妻死时击瓦器而歌。

生了孩子，笑逐颜开；死了老婆，也像庄子那样敲着瓦盆而歌，这或许是一种超然的态度。直至今日，中国民俗仍将寿终正寝，看作喜事，与结婚一起，统称红白喜事。在湖北省西部大山区的原始丛林里，一些过着近乎原始部落生活的山民，每逢一位老人去世，都要为之击鼓，吟唱起舞，欢庆生命的终结。在湖南湘西苗家山寨，老人一去世，人们就在屋里吹起唢呐。爱因斯坦临终前说过一句话，"死亡是值得庆幸的，因为没有个体的死亡，就没有物种的繁衍"，"当一个人度过了有价值的一生后，死亡将消歇尘世的种种搅扰，打开永恒宁静的大门"。

有的人老年得了不治之症，十分痛苦而无治愈的希望，他自然就会有生不如死的想法。按病人的愿望施行"安乐死"，不能说不是一种善举。我国医学界、法学界的一些专家学者认为，"安乐死"标志着人类文化的一大进步。

"安乐死"符合社会道德标准吗？许多专家学者认为，道德评价的基本标准，应当是生和死的社会价值，具有社会价值的死亡是符合道德的；反之，则是不符合道德的。"安乐死"一方面尊重了病患者要求死亡的权利，使其得到安宁的归宿；另一方面，又在客观上减轻了社会和患者家属的负担，为社会节约财富。许多非常紧缺的药品，不必用在毫无希望的病人身上，这是符合社会道德要求的。

应当怎样看待“安乐死”与人道主义问题呢？有的人认为，从人道主义讲，生命固然是应当受到保护的，但是，与此同时，人的愿望的实现，人的尊严的维护，也都是人道主义的重要方面。因此，在自愿前提下，使病人尊严地死去，是符合人道主义的。

也有人对此持不同见解。他们认为，从古到今，没有人认为医生将患者治死是高尚的医法，医护人员的职责就是救死扶伤。每个人的生命只有一次，医生无权以任何理由去结束患者的生命，即使患者本人不愿再生存下去，医护人员也应当像挽救失足者那样，去帮助患者树立战胜疾病的决心。再说，为了医学的发展，也不能让那些得不治之症的患者“安乐死”，否则，医学将失去攻克难关所必需的临床实践的机会。

恩格斯在马克思逝世后的第二天，致他的亲密战友弗·阿·佐尔格的一段话，表达了他的观点：“医术或许还能保证他勉强地拖几年，无能为力地活着，不是很快地死去，而是慢慢地死去，以此来证明医生的胜利。但是，这是我们的马克思绝不能忍受的……这样活着对他来说，比安然地死去还痛苦一千倍，不能眼看着这个伟大的天才像废人一样勉强活着，去给医学家增加光彩……”

我国还有的人认为，“安乐死”是一种异端邪说，是人类文明与进步的障碍。他们的观点是：当自己的亲人患了不治之症的时候，谁不希望自己的亲人能够病愈康复呢？试想，如果一遇到“晚期”病人，就让他们“安乐死”，那何时才能够发现治疗绝症的良方妙药呢？岂不意味着医学将不再进步？

实施“安乐死”，在人们的思想观点上固然会有阻力，而在实践过程中，也会有许多复杂情况。医护人员的顾虑，恐怕比病人及其家属还要大，因为这个问题随时可能提出：实施“安乐死”的行为是否构成故意杀人罪？对此，当然会有不同看法。我国法学界有些人士认为，这构不成犯罪。其理由主要是：我国刑法没有明确规定实施“安乐死”是犯罪，因此，以犯罪来处理，没有法律依据；从犯罪的本质来讲，行为具有社会危害性是构成犯罪的基本条件，而受严格条件限制的“安乐死”，不仅没有社会危害性，从客观上讲，还有利于社会，故不能作犯罪处理；“安乐死”与我国刑法规定的故意杀人罪的构成条件也不相符，构成故意杀人罪的行为，必须在客观方面具备杀人动机，而实施“安乐死”的人，不具备这种主观上的故意，如此等等。

从理论上可以这样讲，但真正做起来，却没有那么简单。浙江省金华市丝厂退休干部曹进之患胃癌，痛苦万分，为此，他在疼痛间歇、神志清醒时，屡次要求医护人员让其“安乐死”。他的妻子、儿子及三个弟弟，不忍见他受病痛折磨，便起草了让其“安乐死”的申请书，并签了名。但医院认为，须经法院签署意见，否则他们是要负刑事责任的。他的儿子将申请书送到法院，金华市婺城区法院的法官认为，我国没有这方面的立法，无法可依，不能签署意见，将其申请书退回。陕西省汉中市传染病医院医生蒲联升，1987 年 6 月对病人实施“安乐死”后，两次被收审，历时 2 年零 8 个月，于 1990 年 3 月 15 日在汉中市人民医院公开审理，至今未能做出判决。

1987 年 12 月 24 日，中国社会科学院哲学研究所、北京医学哲学研究会、中国自然辩法研究会，邀请了 30 多位医学和哲学界人士座谈讨论“安乐死”问题。会上，许多人士都倾向于“安乐死”是可行的。1988 年 1 月 22 日，中央人民广播电台在“午间半小时”节目中播出了讨论会录音，并欢迎广大听众发表意见。在这之后，邓颖超同志给电台寄去了第一封听众来信，她在信中说：“今天你们勇敢地播出了关于‘安乐死’的问题，我很赞成。我认为，‘安乐死’这个问题是唯物主义观点。我在几年前已经立下遗嘱，当我的生命要结束，用不着用人工和药物延长寿命的时候，千万不要用抢救办法。这是我作为一名听众参加你们讨论的一条意见。”邓颖超同志的这封信在全国广大听众特别是在老年听众中，引起了很大反响。

1988年7月5日至8日，由中国社会科学院哲学研究所、中国法学会、中华医学会等7个单位联合发起的全国“安乐死”学术讨论会在上海医科大学举行。会议就“安乐死”的社会、伦理、医学和法律问题进行了热烈的讨论。与会代表认为，实现“安乐死”必须具备三个条件：一是被施“安乐死”的对象，必须是患有不治之症并且已经临近死期之人；二是病患者极端痛苦，且已达到不堪忍受的程度；三是病患者主动提出“安乐死”的要求，或同意对自己实施“安乐死”的程序。对某一病人是否实施“安乐死”，应当由医务部门组成一个专门委员会，根据病人的各种情况来定，然后由司法机关对该决定进行司法审查，最后由医护人员或专门人员施以致死术。他们认为，经过严格程序实施“安乐死”是完全必要的，对病人实施“安乐死”必须慎之又慎，同时还要考虑到传统的习惯势力、封建观念的影响，制定出适合我国国情的“安乐死”条文，使之形成法律。

有的人认为，“安乐死”不是纯医学问题，而是一个社会问题。目前我国仍处于社会主义初级阶段，旧的习惯势力还很强大，传统观念在很多人头脑中还占重要位置，法制观念在很多人的头脑中还很薄弱，我国法制还不健全。在这种客观条件下，没有任何审批手续，仅仅据患者或其子女的要求，就施行“安乐死”术，实属不严肃。“安乐死”在我国，目前还只是探讨和认识阶段，开展“安乐死”的条件尚未成熟。在客观条件不成熟的情况下，盲目允许或鼓励医护人员开展“安乐死”，将会给社会增加不安定因素。

近一两年来，有的城市的医院，正在悄悄地兴起“安乐死”。也就是说，目前还没有一个病例是经过医疗单位批准后进行的。都是医院方面默许，官方也顺应人心，当作不知道，而患者身上往往藏有一份遗书：“本人系无法忍受病痛而死，与旁人一概无关，恐口说无凭，立此存照。”这样，在法律上看，就无法追究凶手了。某市有一老年医师，自知患了肝癌，已到了晚期，且疼痛难忍，哀号不已。昔日医院共事的医师、护士们，不忍睹其惨状，经本人再三恳求，立下上述遗书，再经家属及医院医师、护士们的集体签名，由一位麻醉师在静脉中注入 10 毫克吗啡，抑制了本已衰弱不堪的呼吸系统，从而安宁地死去。这在医术上讲，是一种“麻醉术”而非“死亡术”，因利用了患者本身的弱点而致死，可避免别人抓“小辫子”。

从这里可以看出，对于执行“安乐死”，不仅有一个思想认识问题，还有一个立法问题。在七届全国人大一次会议期间，许多代表建议制定“安乐死法”。卫生部经过反复研究后认为，“安乐死”是一种具有特殊意义的死亡类型。半个世纪以来，一些发达国家对“安乐死”问题进行了热烈讨论，总的趋势是拥护“安乐死”的呼声日益高涨。但这既是一个复杂的医学、法学问题，又是一个极为敏感的社会学、伦理学问题，所以制定“安乐死”法规，目前条件还不成熟。卫生部还表示，今后要大力开展“死亡教育”，并委托《健康报》及其他报刊，开展对“安乐死”的讨论。从 1989 年开始，组织有关专家着手制定“脑死亡标准”，以便为今后立法做准备。

后　记

看了这本书，熟悉我的人或许会奇怪：他不是学医疗保健的，咋会写这么本书？真正了解我的人就会明白，我写《百岁非梦》并非偶然，一定是有感而发的。

20 世纪 80 年代初，我在北京新华社《瞭望》杂志工作。当时，中国人口老龄化问题已现端倪。我和同事郭远发一起针对这一问题，做了一次专题调查，写出了一组报道《银色浪潮的冲击》。这组报道在《瞭望》杂志发表后，我们在此基础上，又撰写出版了《银色世界》一书。做专题调查时，我首次接触到百岁老人的素材，并将其写入书中。由于材料有限，时间仓促，未对其做深入研究。然而，我心中已萌生了研究百岁老人，探询他们长寿的奥秘，写一本专著的念头。

因工作繁忙，琐事缠身，写作计划搁置了很长时间。但我一直在留意有关资料，阅读有关书籍。近些年，随着生活水平的提高，人们对保健、养生越来越重视，各种养生讲座、养生理论、养生书籍和养生食品，也应运而生。其中，多数是有益的，但是也不乏片面、极端的看法和理论，有些甚至是在为某种商品做广告。媒体上，以养生健康名义进行的食品安全的宣传，也存在夸大、渲染、炒作等现象，动不动就说某种食品含致癌物质，容易导致高血脂、高血糖、高尿酸等。

某种食品含有某种有毒物质、致癌物质，这种可能性是完全存在的。问题是，有些媒体在宣传时，根本不提含量多少，吃多少才会中毒、致癌。结果造成那些重视养生的读者，这也不敢吃，那也不敢碰，上餐桌只敢吃青菜、水果。我认识的一个人，因为听信宣传，连国内的油、米、面都信不过，一定要亲自到香港或国外采购。这样的宣传，在有些人心目中，造成了一个养生误区：要养生，尽量少吃国内的食品。这种食品安全的宣传，是不可取的。多宝鱼的宣传就是一个非常典型的例子。前几年，媒体从有关食品监测部门获悉，人工养殖的多宝鱼，因饲料原因，体内含致癌物质孔雀石绿，便一窝蜂地进行了炒作。多宝鱼顿时滞销，使许多多宝鱼养殖场面临破产的危险。多宝鱼的人工养殖，是我国水产养殖的重要成果。有关研究部门投入了大量人力、物力、财力，经过多年努力，才得以成功。眼看这项成果将毁于一旦，养殖专家被迫申明：多宝鱼固然含有孔雀石绿，但含量极微，不会影响人的健康。5 吨多宝鱼体内的含量，才有致癌的可能性。有谁能一次性吃 5 吨多宝鱼呢？经过一段时间冷却，吃多宝鱼会致癌的风波，这才得以平息。

我也由此感到，客观、公正、科学地宣传养生保健的必要性。于是，用了近一年时间，整理了过去搜集的有关资料，翻阅了大量有关书籍、报刊，集中精力，写出了此书。我不是这方面的专家，所以，写作此书时，要求自己一定要对读者负责，尽量把知识性、趣味性、可读性和实用性结合起来。引用专业资料，也尽量做到通俗易懂。

此书引用了《银色世界》中的部分材料。但我已对 30 多年前收集的材料，进行了大量补充删改，以保证这本书跟得上时代的步伐，经得起时间的考验。

作者于 2014 年秋